Daniela Blick

Zwischen Erreichbarkeit und Selbstfürsorge

Stressprävention für Hebammen und andere Gesundheitsberufe

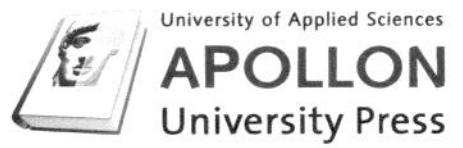

Daniela Blick

Zwischen Erreichbarkeit und Selbstfürsorge

Stressprävention für Hebammen und andere Gesundheitsberufe

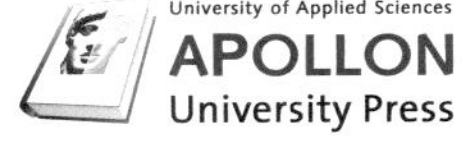

APOLLON SCHRIFTENREIHE ZUR GESUNDHEITSWIRTSCHAFT

APOLLON SCHRIFTENREIHE ZUR GESUNDHEITSWIRTSCHAFT ▪ BAND 15

1. Auflage 2024

Die in diesem Band verwendeten Personenbezeichnungen schließen ausdrücklich alle Geschlechtsidentitäten mit ein.

Projektmanagement und Lektorat: Julia Geßelmann, Bremen
Layout, Satz: Ilka Lange, Rees
Cover: Elisabeth Drimmel, Bremen, Ilka Lange, Rees
Coverfotos: © Adobe Stock / michaeljung; danielabarreto
Korrektorat: Ruven Karr, Saarbrücken
Printed in Germany, BoD – Books on Demand GmbH, Norderstedt

Bibliografische Information der Deutschen Nationalbibliothek
Die Deutschen Nationalbibliothek verzeichnet diese Publikation in der Deutschen Nationalbibliografie. Detaillierte bibliografische Daten sind abrufbar unter:
http://dnb.d-nb.de

ISBN: 978-3-943001-88-4

www.apollon-hochschulverlag.de

Inhalt

Vorwort

Ohne Zweifel hat die zunehmende Digitalisierung Einfluss auf alle Bereiche unseres Lebens. In dieser Ära der Technologie und Vernetzung erleben wir eine Revolution, die die Art und Weise, wie wir arbeiten, kommunizieren und leben, verändert hat. Im Zuge dieser digitalen Transformation stehen auch freiberuflich tätige, gesundheitsbezogene Berufsgruppen - wie beispielsweise Hebammen - vor neuen Herausforderungen und Möglichkeiten, die das Spannungsfeld zwischen gesundheitlicher Selbstfürsorge und ständiger Erreichbarkeit in den Mittelpunkt rücken. Die Möglichkeit, online Termine zu vereinbaren und mit werdenden Müttern niedrigschwellig in Kontakt zu treten, kann die Effizienz von freiberuflich tätigen Hebammen erheblich verbessern. Allerdings gehen diese Vorteile auch mit der Herausforderung der ständigen Erreichbarkeit einher. Die Trennlinie zwischen beruflichem und privatem Leben verschwimmt, da digitale Kommunikationsmittel eine permanente Verfügbarkeit suggerieren. Dieser Balanceakt kann zu einem gesundheitsbelastenden Stressor werden - es entsteht ein „Work-Life-Konflikt". Die permanente Erreichbarkeit kann dazu beitragen, dass die eigene Erholung vernachlässigt wird, was wiederum die Qualität der Dienstleistung und die persönliche Gesundheit beeinträchtigen kann. Die Forschungsfrage der Autorin, welche Einflussfaktoren der arbeitsbezogenen erweiterten digitalen Erreichbarkeit zu einer Verringerung des selbst wahrgenommenen Stressempfindens beitragen, trifft den Kern der Zeit und gewinnt zunehmend an Bedeutung.

Dieses Werk geht nicht nur fundiert auf die zahlreichen Einflussfaktoren der arbeitsbezogenen erweiterten digitalen Erreichbarkeit ein, sondern leitet aus den wissenschaftlichen Befunden eine Vielzahl an konkreten Handlungsempfehlungen auf Verhaltensebene ab. Zwar konzentrieren sich die Befunde und die daraus abgeleiteten Ergebnisse auf die Berufsgruppe der Hebammen, allerdings zeigt die Autorin eindrucksvoll, welchen praktischen Wert die wissenschaftliche Ausarbeitung auch für andere Berufsgruppen des Sozial- und Gesundheitswesens hat, deren Wohlbefinden und Gesundheit von einer übermäßigen psychischen Belastung durch eine ständige digitale Erreichbarkeit bedroht sind. Durch die Betonung von Selbstfürsorge als Schlüssel zur Bewältigung zeigt dieses Werk präventive Interventionen auf, mit denen freiberuflich tätige, gesundheitsbezogene Berufsgruppen einen ausgewogenen Weg finden können, um die Vorteile der Digitalisierung zu nutzen, ohne ihre eigene Gesundheit zu gefährden.

Damit bietet das Werk eine aufschlussreiche Lektüre nicht nur für Wissenschaftler/-innen, sondern auch für Praktiker/-innen im Sozial- und Gesundheitswesen, die sich für das Thema „ständige Erreichbarkeit und gesundheitliche Selbstfürsorge" interessieren, oder für Institutionen, die sich mit spezifischen Interventionen für das Wohlbefinden beschäftigen und für die Gesundheit von (freiberuflich tätigen) Menschen im Gesundheits- und Sozialwesen einsetzen (möchten).

Prof. Dr. Viviane Scherenberg, MPH
Dekanin für den Bereich Public Health und Umweltgesundheit
an der APOLLON Hochschule der Gesundheitswirtschaft

Einleitung

Psychische Erkrankungen gelten als mediierender Faktor für Berufsausstiege und Fehlzeiten in Europa. Die psychische Gesundheit hat in den letzten Jahren national und international zunehmend an Relevanz gewonnen. So bezeichnet die Weltgesundheitsorganisation Europa (EuroWHO) den Erhalt der psychischen Gesundheit als „eine der größten Herausforderungen im Bereich der öffentlichen Gesundheit" (EuroWHO, 2006, S. 1). Die Förderung der psychischen Gesundheit fordern auch die Vereinten Nationen in der Agenda 2030 mit den Sustainable Development Goals für nachhaltige Entwicklung (vgl. UN, 2015, S. 17). Die Dringlichkeit dieser Forderung unterstreicht die Statistik: Die Arbeitsunfähigkeit aufgrund psychischer Erkrankungen hat in den letzten Jahren um 20 % zugenommen und stellt mit durchschnittlich 30,3 Fehltagen die längste Ausfalldauer unter den Gründen für eine Arbeitsunfähigkeit dar (vgl. Meyer et al., 2021, S. 478). Aktuelle Untersuchungen des Robert Koch-Instituts zeigen, dass jeder vierte Erwachsene zwischen 18 und 79 Jahren anhand der DSM-Kriterien unter einer psychischen Erkrankung leidet (27,7 %). Für Frauen liegt die Prävalenz mit 33,3 % über der der Männer mit 22,0 % (vgl. Jacobi et al., 2014, S. 81). Psychische Erkrankungen in Deutschland verursachen Kosten in Höhe von 4,81 % des Bruttoinlandsprodukts, was 146,5 Milliarden Euro an direkten und indirekten jährlichen volkswirtschaftlichen Kosten bedeutet (vgl. OECD/European Union, 2018, S. 28).

Ursächlich für eine Beeinträchtigung der psychischen Gesundheit werden entsprechend dem Job-Demands-Resources-Modell (vgl. Demerouti/Nachreiner, 2019, S. 119 ff.) u. a. hohe Arbeitsanforderungen, die die zur Verfügung stehenden Ressourcen übersteigen, genannt. Dies scheint laut aktuellen Zahlen besonders für Gesundheitsberufe zu gelten. In diesen Berufen entfallen jährlich 110 Arbeitsunfähigkeitsfälle (AU-Fälle) auf 1.000 Beschäftigte mit einem durchschnittlichen Ausfall von 41,8 Krankheitstagen. Die Gesundheitsberufe inklusive der Beschäftigten in der Geburtshilfe belegen damit Platz neun der am häufigsten von psychischen Erkrankungen betroffenen Berufsgruppen in Deutschland (vgl. Rennert et al., 2021, S. 137). Dies betrifft insbesondere auch die Berufsgruppe der Hebammen.

Hebammen sind neben Gynäkologinnen und Gynäkologen die Hauptansprechpartner für werdende Familien. Ihre besondere Rolle in der Prävention und Gesundheitsförderung wird in den nationalen Gesundheitszielen explizit genannt (vgl. BMG, 2017, S. 11 ff.). Niedrige Gehälter, schlechte Arbeitsbedingungen, Überstunden, hohe Versicherungsgebühren und negative psychische Beanspruchung führen in Deutschland dazu, dass durch Berufsausstiege und sinkende Anfragen zur Ausbildung der Fachkräftemangel in der Berufsgruppe der Hebammen weiter zunimmt (vgl. DHV, 2022a; Hartmann, 2019, S. 44 ff.). Dies gilt für die Angestelltentätigkeit wie auch für die freiberufliche Arbeit (vgl. DHV, 2022b; AOK Rheinland/Hamburg, 2018, S. 22 ff.). Die Akademisierung des Berufs, die mit der Erneuerung des Hebammengesetzes[1] einhergeht, verändert diesen Trend vor dem Hintergrund der geringen Vergütung für Hebammenleistungen kurzfristig nicht (vgl. § 9 ff. HebG). Daher ist ein Ziel der Versorgungsforschung, personelle Ressourcen durch geeignete Strategien zu sichern.

Durch die aufgezeigten Belastungen in der Berufsgruppe haben Hebammen in Deutschland ein erhöhtes Risiko für die Entwicklung einer psychischen Erkrankung (vgl. Schulz et al., 2021, S. 27 ff.). Konkrete Zahlen für Hebammen fehlen bisweilen in der Literatur.

Aus den genannten Gründen gewinnt die psychische Gesundheit im Setting Arbeitswelt an Bedeutung. Seit 2013 sieht der Gesetzgeber nach § 5 Abs. 3 ArbSchG den Arbeitgeber in der Pflicht, neben den bis dahin definierten Gesundheitsgefahren die psychische Gefährdung durch die Arbeit

---

1 Das Hebammenreformgesetz, das am 1. Januar 2020 in Kraft getreten ist, dient der Neuordnung der Ausbildungs- und Prüfungsordnung für Hebammen vom 01.01.1983. Dies entspricht primär den Anforderungen der EU-Richtlinie 2005/36/EG, die die Arbeit und Qualifizierung von Hebammen auf Basis von wissenschaftlichen Erkenntnissen fordert. Im Zuge dieser Neuordnung modifiziert die Akademisierung die Ausbildung zur Erlangung der Berufsbezeichnung Hebamme, sodass nach einer Übergangsfrist bis 2025 die Ausbildung vollständig durch ein primärqualifizierendes Studium ersetzt wird. Neben der wissenschaftlichen und zeitgemäßen Ausrichtung ermöglicht dies ein Arbeiten im EU-Ausland und steigert die Attraktivität des Berufs auch durch steigende Vergütung infolge des höheren Bildungsabschlusses. Das Gesetz wird kontrovers diskutiert, da Kritiker/-innen durch die Erhöhung des geforderten Zugangs mit Fachabitur statt der Mittleren Reife und der höheren Anforderungen bei fehlender Anpassung der Vergütung einen Rückgang der Bewerberzahlen und damit eine Verschärfung des Versorgungsengpasses befürchten (vgl. Deutscher Bundestag, 2019).

zu dokumentieren. Dies schließt Stress als Risikofaktor für psychische Erkrankungen mit ein (vgl. Rusch, 2019, S. 29).

Als eine Ursache für erhöhte Belastungen und die Erhöhung des selbst wahrgenommenen Stressempfindens im Arbeitsleben wird die zunehmende Entgrenzung zwischen Arbeit und Freizeit diskutiert. Dies ermöglicht nicht zuletzt der Fortschritt im Bereich der Informations- und Kommunikationstechnologien (vgl. Hassler et al., 2016, S. 7). Die fehlende Planbarkeit in der Geburtshilfe macht es gerade für Hebammen schwierig, private von beruflichen Belangen eindeutig zu trennen, und setzt zumeist eine dauerhafte telefonische Erreichbarkeit der Hebammen voraus. Da ein Großteil der Hebammen die freiberufliche Arbeit soloselbstständig organisieren, sind sie selbst für die Einhaltung des Arbeitszeit- und Arbeitsschutzgesetzes verantwortlich und gestalten ihre Arbeitsbedingungen weitgehend autonom. Entsprechend Anhang 3.a zum Vertrag nach § 134a SGB V sind Hebammen zu einem Qualitätsmanagement verpflichtet, in dem der Arbeitsschutz dokumentiert sein muss. Für freiberufliche Hebammen ohne Geburtshilfe wird jedoch nur ein eigenverantwortliches internes Audit zur Einhaltung der Richtlinien gefordert. Fehlende Kenntnisse über Stress und Work-Life-Blending als Einflussfaktoren auf die psychische Gesundheit erschweren die gesundheitsförderliche Gestaltung der Arbeitsbedingungen. Zudem fehlt es an Forschung hinsichtlich berufsspezifischer Einflussfaktoren auf die psychische Gesundheit, die die besonderen Arbeitsvoraussetzungen des Berufsstands der Hebammen berücksichtigen.

In diesem Zusammenhang ist die arbeitsbezogene erweiterte Erreichbarkeit ein Stressor, der die psychische Gesundheit nachweislich beeinträchtigt (vgl. Beermann et al., 2017, S. 25).

> „Ständige Erreichbarkeit für Arbeitsanforderungen ist die unregulierte Verfügbarkeit der Beschäftigten für berufliche Belange außerhalb der regulären Arbeitszeit. Dies kann vor oder nach der Arbeit, am Wochenende, im Urlaub, an Feiertagen oder bei Krankheit sein, ohne dass dafür eine vertragliche oder tarifliche Regelung besteht. Dabei können die Betroffenen durch Vorgesetzte, Kolleginnen bzw. Kollegen oder Kunden bzw. Kundinnen mittels Telefon, E-Mail, SMS, Instant-Messenger-Nachrichten etc. kontaktiert werden. In der Regel besteht aber keine klare Vorgabe hinsichtlich der Reaktionszeit auf einen Ruf." (Hassler et al., 2016, S. 9).

Dies ist die in der Literatur am häufigsten genutzte Definition für ständige Erreichbarkeit und schließt verschiedene digitale Kommunikationskanäle mit ein. Die Offenheit des Kommunikationskanals in der Definition ist für die vorliegende Arbeit notwendig, da die Hebamme unterschiedliche Kontaktmöglichkeiten – z. B. Smartphones, Laptops, stationäre PCs – anbieten kann. Dementsprechend liegt das Hauptaugenmerk der hier vorliegenden Untersuchung auf den Einflussfaktoren psychischer Gesundheit, die in Verbindung mit arbeitsbedingter erweiterter Erreichbarkeit insbesondere unter freiberuflichen Hebammen stehen. Es ergibt sich dazu folgende Fragestellung:

Welche Einflussfaktoren der arbeitsbezogenen erweiterten digitalen Erreichbarkeit tragen insbesondere zu einer Verringerung des selbst wahrgenommenen Stressempfindens bei freiberuflichen Hebammen in Deutschland bei?

Ziel der Untersuchung ist es, auf Basis einer Fragebogenerhebung Einflussfaktoren auf das selbst wahrgenommene Stressempfinden innerhalb der Zielgruppe freiberuflicher Hebammen sowie das Angebot der Erreichbarkeit, die Erreichbarkeitszeiten oder auch Work-Family-Konflikte zu identifizieren. Dies ermöglicht die Formulierung von Handlungsempfehlungen für eine gesundheitsförderliche Gestaltung der telefonischen Erreichbarkeit im Arbeitsalltag und reduziert psychische Belastungen. Dazu wird in Kapitel 1 zunächst die Arbeitssituation der freiberuflichen Hebammen betrachtet, der Begriff „ständige Erreichbarkeit“ wird näher definiert und die Stressentstehung sowie deren Auswirkungen infolge arbeitsbezogener erweiterter Erreichbarkeit werden erläutert. Kapitel 2 beschreibt das methodische Vorgehen bei der Befragung freiberuflicher Hebammen in Deutschland und stellt die Ergebnisse sowie deren Auswertung vor. Anschließend erfolgen in Kapitel 3 die Ergebnisdiskussion und die Identifizierung potenzieller Limitationen. Das Kapitel schließt mit den aus den Ergebnissen abgeleiteten Handlungsempfehlungen zur Stressprävention und deren Prüfung der Übertragbarkeit auf andere Berufsgruppen ab. Abschließend folgen in Kapitel 4 eine Zusammenfassung und eine Schlussbetrachtung.

1 Stressfaktor ständige Erreichbarkeit

Das folgende Kapitel betrachtet zunächst die berufspolitische Situation der Hebammen in Deutschland inklusive der Arbeitssituation hinsichtlich arbeitsbezogener erweiterter Erreichbarkeit. Anschließend werden Theorien und Modelle zur Stressentstehung und zur Erklärung von Gesundheitsverhalten vorgestellt. Daran schließen sich die Definition des Begriffs „Erreichbarkeit“ außerhalb der regulären Arbeitszeit sowie deren gesundheitliche Folgen an. Die Erläuterung der Public-Health-Relevanz der Thematik komplettiert den theoretischen Hintergrund der vorliegenden Untersuchung.

1.1 Wie steht es um die freiberuflichen Hebammen in Deutschland?

In Deutschland arbeiten laut aktuellen Zahlen des statistischen Bundesamtes (Stand 2021) rund 27.000 Hebammen (vgl. Statistisches Bundesamt, 2023). Hebammen in Deutschland haben kraft des Gesetzes die Aufgabe, Familien durch die Zeit der Schwangerschaft, der Geburt und des Wochenbetts inklusive der Stillzeit zu begleiten. Der Fokus der Arbeit liegt auf der Physiologie mit präventiven und gesundheitsförderlichen Maßnahmen (vgl. § 1 HebG). Die Arbeit der Hebammen unterscheidet sich durch die Art der Arbeitsorganisation. Entsprechend dem gesetzlichen Auftrag arbeiten Hebammen sowohl in einer Angestelltentätigkeit, zum Beispiel in Krankenhäusern zur Sicherung der klinischen Geburtshilfe und der Erstversorgung im Wochenbett, als auch in der Freiberuflichkeit. Die Freiberuflichkeit gewährleistet die ambulante und häusliche Versorgung von der Schwangerschaft bis zur Stillzeit. Viele Hebammen entscheiden sich aufgrund knapper Stellenschlüssel, Arbeitsüberlastung und mangelhafter Bezahlung dafür, die stationäre Angestelltentätigkeit zugunsten der selbstständigen Arbeit aufzugeben (vgl. Blum/Löffert, 2021, S. 163 ff.). Neben diesen beiden Arbeitsformen gibt es hybride Formen, die sowohl eine Anstellung als auch eine freiberufliche Tätigkeit in unterschiedlichen prozentualen Abstufungen ermöglichen. Laut aktuellen Daten der für freiberufliche Hebammen verpflichtenden Vertragspartnerliste des GKV-Spitzenverbands (Stand

2022) in Deutschland haben 18.326 Hebammen eine freiberufliche Tätigkeit angemeldet (vgl. GKV-Spitzenverband, 2023a). Die freiberufliche Tätigkeit kann über zwei unterschiedliche Arbeitsmodelle organisiert werden: zum einen als Soloselbstständigkeit, zum anderen als Zusammenschluss von Hebammen zu Praxisteams. Während bei der Soloselbstständigkeit jede Hebamme ihre Arbeitsbedingungen wie die Arbeitszeiten individuell gestaltet, sind in Teams Absprachen und Verträge über die Zuständigkeiten und die Kooperationsstärke notwendig. Selbstfürsorge ist im Gegensatz zur Soloselbstständigkeit, bei der die Kontrolle ganz bei der Hebamme liegt, bei Kooperationen nur im Rahmen der Absprachen möglich.

Obwohl die nationalen Gesundheitsziele sowie der Koalitionsvertrag der aktuellen Bundesregierung die Hebammenarbeit als relevant und elementar hervorheben, sind die Vergütung und Versicherungssituation problematisch (vgl. Bundesregierung, 2021, S. 85; BMG, 2017, S. 11). Der Umfang der Leistungen und deren Abrechnungsmodalitäten im Rahmen der freiberuflichen Tätigkeit richten sich nach § 134a SGB V. Entsprechend der aktuell gültigen Fassung „Anlage 1.2 Leistungsbeschreibung zum Vertrag über Hebammenhilfe nach § 134a SGB V" umfasst der Versorgungsauftrag die Versorgung physiologischer Schwangerschaften, Geburten und die Betreuung im Wochenbett inklusive der gesamten Stillzeit. Neben hauptsächlich aufsuchenden Tätigkeiten führt diese Anlage auch Gründe für Beratungen mittels Kommunikationsmedien auf (vgl. GKV-Spitzenverband, 2017, S. 1 ff.). Vor der COVID-19-Pandemie umfasste die Leistungsposition „Beratungen, auch mit Kommunikationsmedium" jegliche Fragestellungen, die in Verbindung mit der Schwangerschaft bestehen. Dies dient neben der beratenden Tätigkeit als Gate-Keeping-Funktion, da der Verweis an andere Versorgungssektoren bei entsprechenden Indikationen explizit gefordert wird (vgl. GKV-Spitzenverband, 2017, S. 2). Eine entsprechende Leistungsbeschreibung mit der Anweisung zum Verweis auf weitere Stellen enthält die Anlage ebenso für das Wochenbett und die Stillzeit (vgl. GKV-Spitzenverband, 2017, S. 6 ff.). Durch die zeitnahe Ansprechbarkeit außerhalb der regulären Sprechzeiten von Fachärzten sparen Hebammen durch ihre fachliche Expertise Kosten für das Gesundheitssystem ein, indem sie kostenintensive stationäre Konsultationen, ambulante Krankenhausaufenthalte und die Beanspruchung der Notfalldienste vermeiden.

Unabhängig des Zeitraums und des Leistungsaufwands der telefonischen Beratung konnte eine Hebamme vor der COVID-19-Pandemie Pauschalen für diese Beratung abrechnen, die in der Schwangerschaft 8,00 Euro und im Wochenbett und der Stillzeit 7,02 Euro betrugen. Kontakte aufgrund von Terminvereinbarungen oder Anfragen zur Betreuung sind nicht abrechnungsfähig und werden von der Hebamme folglich als Service angeboten. Darüber hinaus beschränkt die Krankenkasse die Häufigkeit der Abrechnung dieser Positionsnummer. In der Schwangerschaft sind höchstens zwölf Leistungen abrechnungsfähig. Im Wochenbett und der Stillzeit werden Beratungen mittels eines Kommunikationsmediums auf das Gesamtkontingent für aufsuchende Betreuungen angerechnet, sodass in der Folge weniger persönliche Kontakte möglich sind. Im frühen Wochenbett bis zum zehnten Lebenstag nach der Geburt sind täglich zwei, im späten Wochenbett bis zu zwölf Wochen nach der Geburt weitere 16 Kontakte – unabhängig, ob persönlich oder mittels eines Kommunikationsmediums – durchführbar; in der Stillzeit sind es acht Kontakte (vgl. GKV-Spitzenverband, 2018, S. 1 ff.).

Durch die COVID-19-Pandemie mussten auch Hebammen soziale Kontakte reduzieren und in der Länge beschränken (vgl. Flaherty et al., 2022, S. 5 ff.). Daher ermöglichten Krankenkassen eine Ausweitung von Leistungen, die mittels eines Kommunikationsmediums erbracht werden, sodass eine erhöhte Nutzung von Kommunikationsmedien gestattet und notwendig wurde. Ergänzend zu den bisherigen Leistungen mittels Kommunikationsmedien in der Schwangerschaft bestand bis zum 30.06.2023 die Möglichkeit einer befristeten Abrechnung von synchronen Beratungen nach Zeitaufwand, sodass Beratungen bis 20 Minuten weiter mit 8,00 Euro, ab der ununterbrochenen Beratung über die 21. Minute hinaus mit 20,70 Euro und ab der 41. Minute mit 41,40 Euro abgerechnet werden können. Zusätzlich werden Vorgespräche, Anamnesen und Kurse digital zu denselben Kostenpauschalen wie in Präsenz abgerechnet. Post partum vergütet die Kasse zusätzlich zu den bis dahin möglichen telefonischen Beratungen, die unabhängig ihrer Länge vergütet wurden, eine nicht aufsuchende Wochenbettbetreuung oder Still- und Ernährungsberatung ab der 21. Minute einer synchronen Beratung pauschal mit 31,25 Euro. Auch Rückbildungskurse können im Zuge der Pandemie digital angeboten werden (vgl. GKV-Spitzenverband, 2022, S. 1 ff.). Alle zusätzlichen digitalen Leistungen haben gemeinsam, dass die digitale Leistungserbringung vom Präsenzkontingent für eine betreute Familie abzuziehen ist. Die seit dem 01.07.2023 geltende neue befristete Übergangsvereinbarung regelt seither die Abrechnung digitaler Leistungen nach § 134a SGB V. Die Nutzung des Telefons ist weiter für Beratungen mittels Kommunikationsmedien in Schwangerschaft, Wochenbett und Stillzeit möglich. Eine Vergütung über die 21. Minute hinaus ist nur noch unter der Voraussetzung der Nutzung eines zertifizierten Videotools möglich. Zudem sind Gruppengeburtsvorbereitungs- und Rückbildungskurse über zertifizierte Videoprogramme abrechenbar (vgl. GKV-Spitzenverband, 2023b, S. 2 ff.).

Anforderungen an die Art des Kommunikationsmediums oder Vorgaben hinsichtlich der Verfügbarkeitserwartung ergeben sich weder aus der Leistungsbeschreibung noch aus der gesetzlichen Grundlage (§ 134a SGB V). Das Gesetz fordert lediglich die Einhaltung datenschutzrechtlicher Grundlagen. Dementsprechend umfasst die Nutzung sicherer Kommunikationsmedien eine Ende-zu-Ende-Verschlüsselung, das Verbot von Mitschnitten und die Unkenntlichmachung sensibler Stellen wie Genitalbereiche bei Videotelefonaten (vgl. DHV, 2022c; § 7 und § 13 Hebammenhilfevertrag, GKV-Spitzenverband, 2015). Videoberatungen und Kurse müssen mit von der Krankenkasse zertifizierten Programmen durchgeführt werden (vgl. KBV, 2022, S. 1 ff.).

Bei einer außerklinischen Geburt mit einer festen Hebamme muss die Erreichbarkeit der Hebamme vertraglich festgeschrieben werden. Dies umfasst eine Rufbereitschaft, die die ständige Erreichbarkeit zumeist ab vier Wochen vor dem errechneten Entbindungstermin bis zur Geburt abdeckt und der betreuten Familie privat als Pauschale in Rechnung gestellt wird. Je nach Krankenversicherung der Schwangeren übernimmt die Krankenkasse zwischen 100 und 600 Euro der Rufbereitschaft, wobei manche

Krankenkassen Anforderungen an die Erreichbarkeit wie eine 24-Stunden-Erreichbarkeit als Voraussetzung für die Kostenübernahme stellen. Da die Rufbereitschaftspauschale keinen gesetzlichen Vorgaben unterliegt, variieren die Kosten je nach Hebamme zwischen 400 Euro und 1.000 Euro (vgl. Krankenkasseninfo, o. J.).

Der Vergütung stehen die steigenden Ausgaben durch die laut § 134a SGB V für Hebammen verpflichtende Berufshaftpflichtversicherung gegenüber. Die Kosten, die seit 2009 von jährlich 2.370 Euro auf 11.508 Euro im Jahr 2022/2023 anstiegen, betreffen hauptsächlich die Versicherung der außerklinischen Geburtshilfe. Sie resultierten aus einem geringen Angebot an Versicherungsanbietern und steigenden Folgekosten durch verbesserte medizinische Versorgung (vgl. GKV-Spitzenverband, 2023a, S. 3). In der Folge entscheiden sich vermehrt Hebammen dafür, die Geburtshilfe trotz eines Sicherstellungszuschlags, der die steigenden Versicherungsprämien abmildern soll, aufzugeben und die Leistungen auf die Vor- und Nachsorge zu begrenzen. Die Versicherungspolice hierfür beläuft sich je nach Anbieter und Leistungsumfang auf rund 500 Euro und ist zeitlich stabil (vgl. GKV-Spitzenverband, 2023a, S. 3; DHV, 2012, S. 21).

Ebenfalls enthält § 134a SGB V für freiberufliche Hebammen seit 2015 die Pflicht eines Qualitätsmanagementsystems, das die Arbeit zum Ziel der Qualitätssicherung und Verbesserung in den Bereichen Arbeitsstruktur, -prozesse und -ergebnisse dokumentiert. Ein Aspekt innerhalb des Qualitätsmanagementsystems, über den die Hebamme ihre individuellen Leistungen dokumentiert, ist der schriftliche Behandlungsvertrag. Diesen schließt die Hebamme schriftlich mit der zu betreuenden Frau und hält u. a. die Kosten und die Modalitäten der Arbeitsbedingungen wie die Erreichbarkeit der freiberuflichen Hebamme verbindlich fest. Hier hat die Hebamme die Möglichkeit, Belastungen zu beeinflussen und Ressourcen für ihre Arbeit zu mobilisieren.

Die eingeschränkten Abrechnungsmöglichkeiten, steigende Ausgaben zur Berufsausübung und steigende Anforderungen münden in einem Hebammenmangel durch sinkende Attraktivität des Berufsbilds und vorzeitige Berufsausstiege. Der Fachkräftemangel ist sowohl bei freiberuflichen als auch bei angestellten Hebammen bemerkbar (vgl. DHV, 2022a; DHV, 2022b; Hartmann, 2019, S. 44 ff.; AOK Rheinland/Hamburg, 2018, S. 22 ff.). Schulz et al. (2021, S. 5 ff.) stellen in einer qualitativen Studie Belastungen und Ressourcen speziell unter Hebammen heraus, um weitere Determinanten für vorzeitige Berufsausstiege zu finden und dem Hebammenmangel unabhängig von der monetären Situation entgegenzuwirken. Entsprechend dieser Analyse stehen emotionale und körperliche Belastungen sowie Schichtarbeit und Konflikte als Arbeitsanforderungen der Unterstützung, Belohnung, Autonomie und des Feedbacks als Ressourcen gegenüber (vgl. Tab. 1.1). Als Mediator zwischen diesen Einflussfaktoren werden personale Ressourcen wie Coping-Strategien und Selbstwirksamkeit genannt. Als eine berufliche Anforderung im Bereich der emotionalen Belastungen wird die Beeinträchtigung des Privatlebens diskutiert. Hier ist eine arbeitsbezogene erweiterte Erreichbarkeit einzuordnen.

Tab. 1.1: Arbeitsanforderungen, Arbeitsressourcen sowie deren Mediatoren und externe Faktoren unter Hebammen in Deutschland (vgl. Schulz et al., 2021, S. 5)

ARBEITSANFORDERUNGEN	
emotionale Belastung	– Personalmangel – Zeitmangel – Beeinträchtigung des Privatlebens – Handeln gegen eigene Ansprüche/eigenes Wissen – Verantwortung und Schadensfälle – standardisierte Versorgung – Geburtshilfe bei Frauen, die sie nicht kennen – Investitionen zur Berufsausübung – anspruchsvolle Kundinnen – fachfremde Tätigkeiten – organisatorischer Aufwand – mehrere gleichzeitig zu betreuende Klientinnen
körperliche Belastung	– körperliche Belastung durch Schichtarbeit – allgemeine körperliche Belastung
Schichtarbeit	– Kompensation bei Personalausfall – Beeinträchtigung des Schlafverhaltens

Konflikte	– in der Aufgabenteilung – aufgrund verschiedener Ansichten der Geburtshilfe – im Umgang mit Zeitmangel – mit Ärzten/Ärztinnen – mit anderen Hebammen – mit Klientinnen
ARBEITSRESSOURCEN	
Unterstützung	– durch Kollegen/Kolleginnen – durch Vorgesetzte – durch Arbeitgeber – durch vernetzende Strukturen
Belohnung	– Zufriedenheit mit finanzieller Entlohnung
Autonomie	– Eigenverantwortung und Entscheidungsfindung – Weiterbildungsmöglichkeiten – wissenschaftliches Arbeiten
Feedback	– gesellschaftliche Wertschätzung – Wertschätzung durch Klientinnen
MEDIATOREN	
personale Ressourcen	– Optimismus und Leidenschaft für den Beruf – Selbstwirksamkeit und Coping-Strategien zur Bewältigung von Arbeitsanforderungen
EXTERNE FAKTOREN	
Zentralisierung der Versorgungsstrukturen	– Arbeitsaufwand in großen Kliniken – Anfahrtswege zur nächsten Klinik – Schließung von kleinen Kliniken

Die These einer belastenden psychischen Wirkung arbeitsbezogener erweiterter Erreichbarkeit stützen verschiedene Studien. Laut einer aktuellen Studie haben Hebammen eine höhere Wahrscheinlichkeit für einen Interrollenkonflikt als andere Berufsgruppen aus dem medizinischen Sektor. Dies zeigt sich in einem Work-Life-Konflikt und einer geringeren Arbeitszufriedenheit, was die Wahrscheinlichkeit eines vorzeitigen Berufsausstiegs steigert (vgl. Jerg-Bretzke et al., 2021, S. 111 ff.). Hinsichtlich des Work-Life-Konflikts ist die arbeitsbezogene erweiterte Erreichbarkeit ein Risikofaktor. Von 33 % der Hebammen und Pflegefachfrauen/-männern wird laut einer

Untersuchung erwartet, im Privatleben für dienstliche Angelegenheiten erreichbar zu sein. Damit weisen diese Berufsgruppen die zweithöchste Rate arbeitsbezogener erweiterter Erreichbarkeit auf. Zeitgleich empfinden Hebammen und Pflegefachfrauen/-männern mit 23 % eine arbeitsbezogene erweiterte Erreichbarkeit gemeinsam mit Kellnern/Kellnerinnen und Stewards/Stewardessen am meisten als Belastung (vgl. Pangert/Pauls, 2014, S. 18 f.). Hierbei ist zu beachten, dass keine Unterscheidung zwischen Hebammen und Pflegefachfrauen/-männer gemacht wird. Ebenso liegt keine Unterscheidung zwischen angestellter und freiberuflicher Tätigkeit unter den Hebammen vor. In Verbindung mit der erstgenannten Studie zum Interrollenkonflikt wird die Gültigkeit der Aussage bei Bereinigung um die Berufsgruppe der Pflegefachfrauen/-männer angenommen.

Um den steigenden Anforderungen und der Forderung nach wissenschaftlicher Fundierung der Hebammenarbeit entsprechend der EU-Richtlinie 2005/36/EG gerecht zu werden, hat sich der deutsche Hebammenverband für eine Akademisierung des Hebammenberufs ausgesprochen. Das seit dem 1. Januar 2020 in Kraft getretene Hebammenreformgesetz ersetzt die Ausbildung zur Hebamme durch ein primärqualifizierendes Studium nach einer Übergangsfrist bis 2025. Die Vorteile liegen in einer erleichterten Berufsausübung im EU-Ausland und einer Förderung der wissenschaftlich geprägten Qualifizierung von Hebammen. Hebammenspezifische Forschung ist in der Zukunft die gewünschte Folge.

Dementgegen befürchten Kritiker/-innen, dass die steigenden Anforderungen für Hebammen neben einem fehlenden Attraktivitätsgewinn und fehlender Vergütungsanpassungen trotz höheren Abschlusses den Hebammenmangel nicht beheben, sondern verschärfen. Zudem fordert das Gesetz, dass die praktische Begleitung von Hebammenstudierenden ausschließlich durch qualifiziertes Personal mit akademischen Kenntnissen oder durch Bestätigung einer langjährigen Erfahrung in der Praxisanleitung erfolgt. Die geforderten Qualifikationen weisen im Vergleich zu den Studierendenzahlen zu wenige Hebammen vor, um die gesetzlichen Anforderungen zu erfüllen. Dies mündet in einer sinkenden Qualität der Ausbildung. Vergleiche mit anderen EU-Ländern, in denen die Akademisierung bereits länger besteht, belegen die Befürchtung sinkender Bewerberzahlen oder mangelhafter Ausbildung durch die Akademisierung nicht (vgl. Deutscher Bundestag, 2019). Der Vergleich mit anderen Ländern muss jedoch kritisch gesehen werden, da sich der Versorgungsauftrag freiberuflicher Leistungen und die Vergütung von Hebammen in Deutschland von anderen Ländern unterscheiden (vgl. Zhou/Lu, 2018, S. 10 ff.). Neben dieser berufspolitischen Bemühung für verbesserte Arbeitsbedingungen liegt der Hauptfokus für eine gesundheitsförderliche Arbeitsweise bei den Hebammen selbst. Um die psychische Gesundheit trotz der dargelegten Belastungen zu fördern, ist ein Verständnis für die Entstehung von Stress und Burnout notwendig. Daher stellt das nachfolgende Kapitel Modelle zur Erklärung psychischer Belastungen vor, auf deren Grundlage anschließend die ständige Erreichbarkeit als ein Belastungsfaktor erläutert wird.

1.2 Psychische Belastung und Stress: Ursache und Wirkung

Um die Ursachen für Stress, psychische Belastung und deren Folgen verstehen zu können, wurden in den letzten Jahren verschiedene Modelle entwickelt. Die auf Grundlage des Belastungs-Beanspruchungs-Modells nach Rohmert und Rutenfranz entwickelte international einheitliche Begriffsbestimmung der DIN EN ISO 10075-1 definiert psychische Belastung als „die Gesamtheit aller erfassbaren Einflüsse, die von außen auf den Menschen zukommen und psychisch auf ihn einwirken" (DIN e. V., DIN EN ISO 10075-1:2018-01, 2018, S. 20). Die Definition ist wertfrei und beinhaltet kognitive, informationsverarbeitende, motorische, soziale und emotionale Inhalte einer Arbeitstätigkeit. Potenzielle Belastungsfaktoren können sich auf die Arbeitsinhalte, die Arbeitsorganisation, soziale Beziehungen oder die Arbeitsumgebung beziehen. Dies gilt ebenso für Ressourcen (vgl. Metz/Rothe, 2017, S. 7 ff.). Für die negativen Belastungen wie Stressoren wird der Begriff „Fehlbelastung" verwendet (vgl. Rusch, 2019, S. 32).

Der ebenfalls wertneutrale Begriff „psychische Beanspruchung" definiert die aus der psychischen Belastung resultierende individuelle Wirkung auf das Individuum, wobei die Wirkungsrichtung von den zur Verfügung stehenden personalen Coping-Strategien abhängt (vgl. DIN e. V., DIN EN ISO 10075-1:2018-01, 2018, S. 21). So können Beanspruchungsfolgen sowohl durch eine erhöhte Herzfrequenz und Adrenalinausschüttung anregend als auch durch nachlassende Konzentration und verminderte Immunabwehr beeinträchtigend wirken (vgl. Rusch, 2019, S. 32).

Anders als die vorgestellten neutralen Begriffe wird der Begriff „Stress" negativ konnotiert verwendet. Stressempfinden ist individuell und von verschiedenen Coping-Strategien und Ressourcen abhängig. Eustress stellt positive Folgen wie eine erhöhte Leistungsfähigkeit und Motivationsleistung in den Vordergrund, Disstress die negativen Folgen bis hin zu somatischen Beschwerden (vgl. Rusch, 2019, S. 5 ff.).

Zur Abgrenzung, wann ein Reiz wie beispielsweise eine arbeitsbezogene erweiterte Erreichbarkeit als negative Beanspruchung oder Stress wahrgenommen wird, stehen in der Literatur Modelle wie das transaktionale Stressmodell nach Lazarus zur Verfügung. Dieses in der Fachwelt anerkannte Modell fokussiert als eines der ersten die subjektive Wahrnehmung der Wirkung einer Beanspruchung und dient als Grundlage für weitere Modelle. Demnach hängt die Wahrnehmung von Stress von einer individuellen Situationsanalyse infolge einer Belastungssituation ab, bei der die Belastung gegen zur Verfügung stehende Coping-Möglichkeiten und Ressourcen abgewogen wird (vgl. Abb. 1.1). Die Situationsbewertung vollzieht sich in drei Phasen. Die primäre Bewertung dient der ersten Einschätzung eines Reizes hinsichtlich seiner Relevanz. Bei einem Reiz, der als irrelevant oder positiv und aktivierend wahrgenommen wird, folgen keine Stressreaktionen. Bei negativer Bewertung aktiviert der Reiz Stressreaktionen durch die wahrgenommene Bedrohung. In einer sekundären Bewertung werden dieser ersten Analyse personale Ressourcen wie Selbstwirksamkeit und Coping-Strategien entgegengestellt, um die Bewältigungsmöglichkeiten zu evaluieren. Ein problemorientiertes Coping beeinflusst die Anforderungssituation oder die Problemlösung, wohingegen ein emotionsorientiertes Coping negative Emotionen durch die Situation beeinflusst. Auch eine Neubewertung (tertiäre Bewertung) der Situation dient als Coping-

Strategie. Bei fehlenden Coping-Möglichkeiten und Ressourcen wird eine Belastungssituation als Stressor empfunden (vgl. Rusch, 2019, S. 66 ff.; Lazarus/Folkmann, 1984, S. 22 ff.).

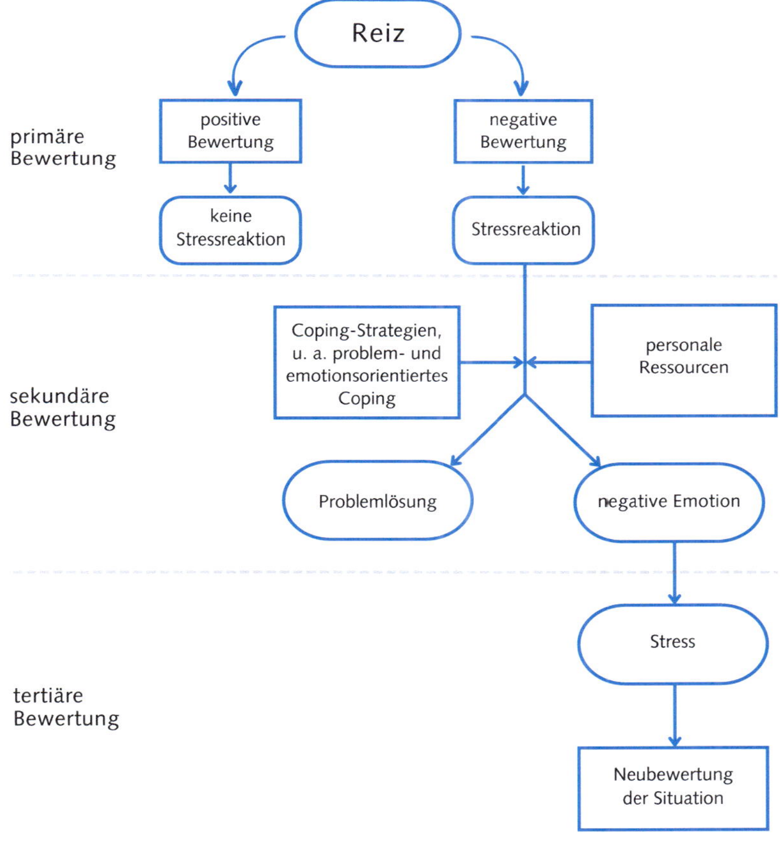

Abb. 1.1: Vom Reiz zum Stressor – das transaktionale Stressmodell (vgl. Rusch, 2019, S. 66 ff.; Lazarus/Folkmann, 1984, S. 22 ff.)

Aufbauend auf dem transaktionalen Stressmodell als subjektive Bewertung eines Reizes liefert die Theorie der Ressourcenerhaltung nach Hobfoll (vgl. Buchwald/Hobfoll, 2004, S. 247 ff.) verschiedene Kategorien wie Objektressourcen, personale Ressourcen, Bedingungsressourcen und Energieressourcen, die den Belastungen entgegengestellt werden. Nach dieser Theorie ist der Verlust von Ressourcen Auslöser für Stress und negative Emotionen (vgl. Rusch, 2019, S. 19). Diese Ressourcen dienen – im Zusammenhang mit der ständigen Erreichbarkeit und der wahrgenommenen Belastung bzw. dem Stressempfinden – der Bewältigungsbewertung.

Ergänzend zu den allgemeinen Modellen in Bezug auf Stress beschäftigen sich weitere Modelle mit arbeitsbezogenen Belastungen und Beanspruchungen. Das empirisch belegte Job-Demands-Resources-Modell nach Demerouti et al. (vgl. Demerouti et al., 2001, S. 499 ff.) fokussiert die arbeitsbezogenen Ressourcen und Anforderungen. Ressourcen umfassen die Gestaltung von Arbeitsaufgaben, organisationale Rahmenbedingungen und das soziale und kollegiale Umfeld. Sind Ressourcen vorhanden, führt dies zu vermehrter Motivation und Produktivität, wohingegen sich Arbeitsanforderungen auf mentaler, emotionaler und körperlicher Ebene negativ auf die Gesundheit auswirken (vgl. Schaufeli/Taris, 2014, S. 43 ff.).

Abbildung 1.2 zeigt die Zusammenhänge zwischen den Einflussfaktoren der Arbeitsanforderungen und Arbeitsressourcen sowie die daraus resultierenden Folgen inklusive des Mediators personaler Ressourcen. Das „+“ als positiver Einfluss und das „–“ als negativer Einfluss zeigen die Zusammenhänge zwischen den einzelnen Bereichen.

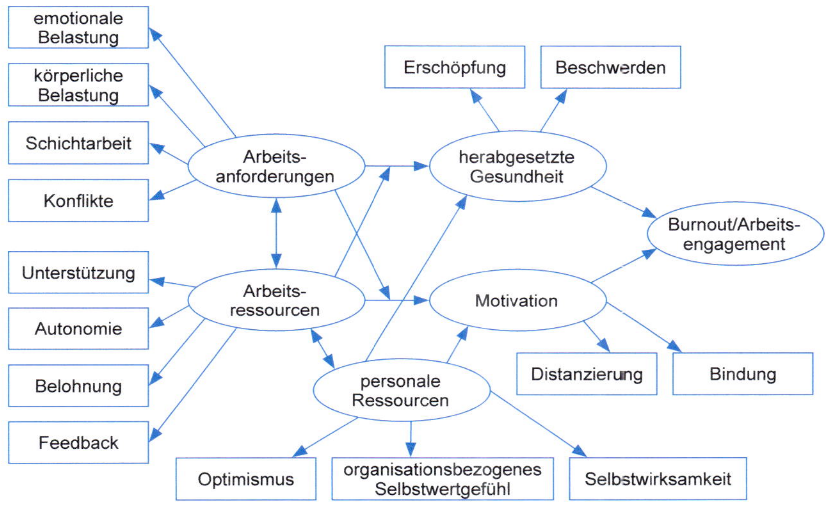

Abb. 1.2: Job-Demands-Resources-Modell (vgl. Schulz et al., 2021, S. 20 ff.)

Ziel des Modells ist eine Voraussage gesundheitlicher Folgen durch Arbeitsanforderungen in Kombination mit Ressourcen und gibt Ansatzpunkte für Handlungsempfehlungen, die eine gesundheitsförderliche Gestaltung der Arbeit ermöglichen. In dieses Modell lassen sich die bereits dargestellten Ergebnisse der Untersuchung von Schulz et al. (vgl. Schulz et al., 2021, S. 20 ff.) zu Ressourcen und Belastungen für den Berufsstand der Hebammen einordnen. Die arbeitsbezogene erweiterte Erreichbarkeit als Arbeitsanforderung ist wie bereits beschrieben der emotionalen Belastung zuzuordnen.

Die COVID-19-Pandemie hat durch soziale Isolation und zunehmende Digitalisierung die Vermischung einzelner Lebensbereiche vorangetrieben (vgl. Cunha et al., 2022, S. 56). Durch arbeitsbezogene erweiterte Erreichbarkeit verschwimmen die Grenzen zwischen Arbeit und Privatleben. Modelle zum Boundary Management erläutern die Grenzziehung, um Folgen frühzeitig abzuschätzen und Handlungsempfehlungen abzuleiten. Die verschiedenen, meist synonym verwendeten Begriffe in Verbindung mit Boundary Management sind Work-Life-Konflikt, Work-Family-Konflikt und Work-Life-Blending. Den Begriffen gemeinsam ist der Hintergrund der Rollentheorie, nach der eine Person im Leben verschiedene Rollen wie Mutter, Freundin oder Arbeitstätige erfüllt (vgl. Gross/Krämer, 2018, S. 7 ff.). An jede Rolle sind gesellschaftliche, soziale und intrinsische Erwartungen und Motive geknüpft, die bei fehlender Übereinstimmung zur Realität zu Rollenkonflikten führen (vgl. Dobberstein et al., 2014, S. 14 ff.). Grenzen zwischen verschiedenen Domänen wie Arbeit und Privatleben, die psychologisch, zeitlich oder physisch sind, dienen einer Abgrenzung und Organisation der Domänen. Je nach Durchlässigkeit und Flexibilität der Grenzen bezeichnet Integration die Verbindung einzelner Domänen in andere und Segmentierung die Trennung der Domänen (vgl. Day et al., 2019, S. 581 ff.; Clark, 2000, S. 747 ff.). Während die Work-Domain-Balance von einer Trennung der Domänen ausgeht, bezeichnet der neuere Begriff „Work-Life-Blending“ die vermehrte Durchmischung, u. a. aufgrund des technischen Fortschritts, und eine dadurch bedingte arbeitsbezogene erweiterte Erreichbarkeit innerhalb der Ausübung von Rollen außerhalb der Domäne Arbeit. Diese lassen sich folglich nicht mehr trennscharf voneinander abgrenzen (vgl. DGUV, 2020, S. 12; Hernández/Roßberg, 2018, S. 225). Der im Alltag gebräuchliche Begriff „Work-Life-Balance“ als Synonym für die Work-Domain-Balance wird unter Fachpersonal kritisiert, da die Arbeitsdomäne als eine Life-Domäne gilt (vgl. Ulrich, 2020, S. 532 ff.). Um die Beziehung zwischen einzelnen Domänen hervorzuheben, haben sich im Laufe der Jahre weitere Begriffe wie „Work-Family-Konflikt“, bei dem die Domäne Arbeit mit der Familie konkurriert und ein Interrollenkonflikt entsteht (vgl. Greenhaus/Beutell, 1985, S. 77), oder das „Work-Family-Enrichment“, das eine gegenseitige Stärkung der Domänen postuliert, etabliert (vgl. Greenhaus/Powell, 2006, S. 72). Allen gemein ist, dass das größte Konfliktpotenzial zwischen der Arbeit und den einzelnen Domänen des Privatlebens besteht. Es stellt ein höheres Risiko für Stress und psychische Beanspruchung dar.

Neben der am häufigsten untersuchten Wirkungsrichtung eines Eindringens von Beruflichem in den privaten Kontext (Work-Life-Blurring) ist ein Eindringen von Privatem in den beruflichen Kontext unter dem Begriff

„Life-Work-Blurring" bekannt. Diese Wirkungsrichtung ist laut Untersuchungen weniger konfliktträchtig (vgl. Nitzsche et al., 2014, S. A125).

Die Boundary Theory besagt darauf aufbauend, dass jeder Mensch täglich mehrfach die Grenzen zwischen den Domänen passiert. Ein solcher Grenzübertritt nennt sich Spillover (vgl. Pederson/Jeppesen, 2012, S. 347 ff.). Ein Segmentations-Integrations-Kontinuum bestimmt den Abstand zwischen den Lebensbereichen. Der Grad der Flexibilität einer Rollenänderung und Permeabilität zwischen den Bereichen bestimmt sich durch soziale Normen und Erwartungen, aber auch durch organisationale Strukturen. Abbildung 1.3 veranschaulicht die Unterscheidung zwischen Integration und Segmentierung anhand von Permeabilität.

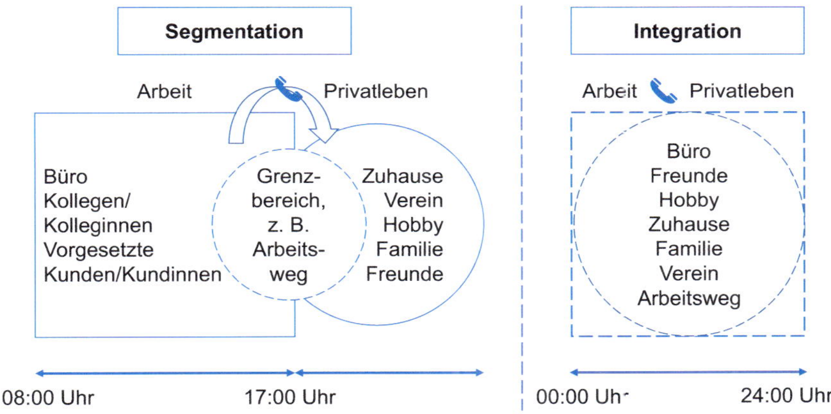

Abb. 1.3: Permeabilität zwischen den Domänen Arbeit und Privatleben (vgl. Menz et al., 2016, S. 57)

Boundary Management beschreibt die individuelle Grenzziehung durch Segmentationsstrategien durch die betroffene Person infolge von Integrationsanforderungen (vgl. Gross/Krämer, 2018, S. 7 ff.; Ashforth et al., 2000, S. 472 ff.). Ziel des Boundary Managements ist es, durch eine situative Abwägung die eigenen Lebensbereiche zu verwalten. Im Zusammenhang mit arbeitsbezogener erweiterter Erreichbarkeit als Haupteinflussfaktor für Infiltration von Arbeitsbelangen in den privaten Bereich sind die allgemeinen

Erreichbarkeitsregelungen von Ausnahmen abzugrenzen und Erreichbarkeitspräferenzen (Concept shifts) zu definieren (vgl. Schuss/Gross, 2019, S. 4; Pangert/Schüpbach, 2016, S. 9).

Wichtig bei der Grenztheorie ist, dass die Integration der Lebensbereiche durch geeignete Strategien Vorteile durch die Flexibilisierung und Nachteile durch die zunehmende Entgrenzung aufweist (vgl. Glaser/Palm, 2016, S. 82 ff.). Das bereits erwähnte Work-Family-Enrichment-Modell (vgl. Greenhaus/Powell, 2006, S. 72 ff.) fokussiert auf die positiven Effekte. Es geht davon aus, dass sich eine positive Entwicklung im Arbeitsbereich in Form von Ressourcen auch positiv auf private Bereiche auswirkt. Das Work-Family-Konflikt-Modell (vgl. Greenhaus/Beutell, 1985, S. 76 ff.) hingegen stellt die Zeit- und Rollenkonflikte, die sich aus den unterschiedlichen Rollen ergeben, heraus. Ergänzend dazu ist die Häufigkeit eines Grenzkonfliktes positiv mit der Wahrscheinlichkeit gesundheitlicher Folgen korreliert (vgl. Pangert/Schüpbach, 2016, S. 20 ff.).

Nach der Vorstellung der allgemeinen Modelle zur Stressentstehung schließen sich Modelle zur Erklärung gesundheitlicher Folgen aufgrund von Arbeitsanforderungen an. Diese gehen davon aus, dass die Bewältigung psychischer Beanspruchung von Resilienzfaktoren und Erholungsmöglichkeiten (Recovery) abhängig ist.

Ein solches in der Literatur vielfach zugrunde gelegte Modell im Zusammenhang mit Arbeitsbeanspruchung wie Erreichbarkeit ist das Effort-Recovery-Modell nach Meijman und Mulder (vgl. 1998, S. 5 ff.). Nach diesem Modell führen arbeitsbezogene Anforderungen zu psychischen Beanspruchungen und zur Verwendung von Ressourcen. Kurzfristige Beanspruchungen führen durch Erholung zur Regeneration, sodass keine langfristige gesundheitliche Beeinträchtigung zu erwarten ist. Die Beanspruchungsfolgen sind somit reversibel. Erst durch langfristige Beanspruchung ohne adäquate Möglichkeiten der Erholung kommt es zu eingeschränkt reversiblen gesundheitlichen Einschränkungen. Anstrengungen und Ressourcen entsprechen Modellen wie dem Job-Demands-Resources-Modell und den Ressourcenkategorien nach Hobfoll (vgl. Buchwald/Hobfoll, 2004, S. 247 ff.). Entsprechend dem Effort-Recovery-Modell führt ein Stressor wie dauerhafte arbeitsbedingte Erreichbarkeit durch fehlende Rekonvaleszenz zu gesundheitlichen Einschränkungen. Die Folgen dauerhafter Beanspruchung sind somatische Beschwerden und chronische Erschöpfung bis hin zum Burnout (vgl. Day et al., 2019, S. 581 ff.; vgl. Kap. 1.4).

Die vorgestellten Modelle gehen nicht spezifisch auf die Besonderheiten von technischen Einflussfaktoren auf die psychische Gesundheit ein. Ergänzend zu den vorgestellten Modellen gibt es in Verbindung mit psychischer Beanspruchung Wirkungsmodelle zur Nutzung von Informations- und Kommunikationsmedien, die sich auf digitalen Stress und Teledruck beziehen. Teledruck bezeichnet den Zwang, zeitnah auf digitale Kontakte zu reagieren (vgl. Day et al., 2019, S. 581 ff.). Abbildung 1.3 zeigt verschiedene Wirkmechanismen von Informations- und Kommunikationstechnologien (IKT) auf die psychische Gesundheit. Entsprechend diesem Modell ist die psychische Gesundheit für die Lebensbereiche Arbeit und Privatleben von Leistungserbringung, Erreichbarkeit und Abhängigkeit geprägt. Diese wirken sich auf die Exposition von Informations- und Kommunikationsmedien aus, die wiederum von der Anzahl der Kontakte, Nutzerproblemen und Qualitätsproblemen mit den jeweiligen psychologischen Konsequenzen beeinflusst werden. Dies mündet über verschiedene Folgen in sich wechselseitig beeinflussende mentale Symptome wie Stress, Depression und Schlafstörungen. Mentale Symptome sowie soziale Isolation und Suchtverhalten wirken sich wiederum als Rückkopplungseffekte auf die Exposition aus. Die gestrichelten Pfeile in Abb. 1.4 zeigen direkte Einflüsse, wohingegen die durchgezogenen Pfeile Wirkungsketten beschreiben.

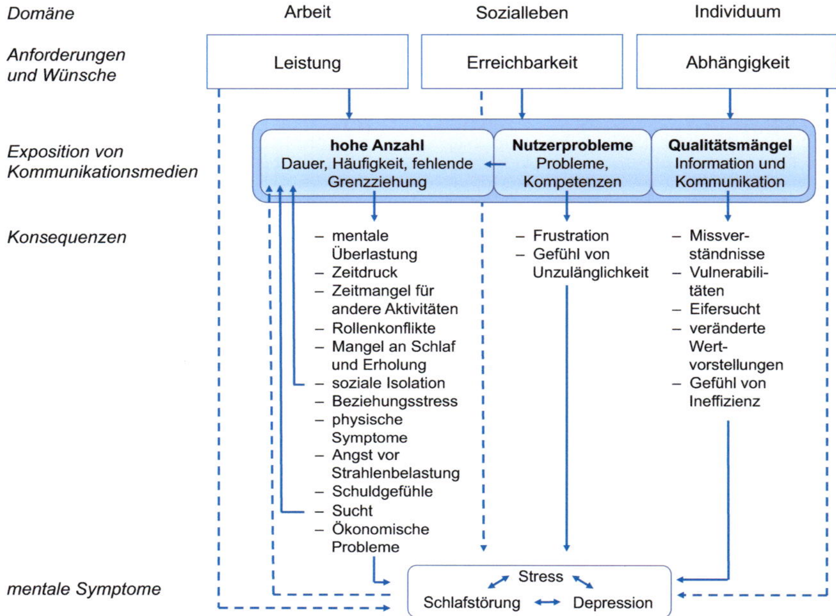

Abb. 1.4: Das IKT-Modell – Wirkmechanismen von digitalen Medien auf die psychische Gesundheit (vgl. Thomée et al., 2010, S. 9)

Eine empirische Bestätigung des Modells steht noch aus. Da das Modell jedoch auf Forschungsergebnissen und Untersuchungen in Bezug auf arbeitsbezogener erweiterter Erreichbarkeit basiert, hat es dennoch Relevanz für die vorliegende Untersuchung.

Die individuelle Wahrnehmung der arbeitsbezogenen erweiterten Erreichbarkeit und des Work-Life-Blending als Stress oder Ressource ist entsprechend den dargestellten Ergebnissen von vielfältigen Faktoren abhängig und dient modellgestützt als Basis für die Itemauswahl des im Rahmen der vorliegenden Untersuchung entwickelten Fragebogens. Das folgende Kapitel beschäftigt sich zur besseren Abgrenzung der Begrifflichkeiten mit der Definition arbeitsbezogener erweiterter Erreichbarkeit.

1.3 Was bedeutet Erreichbarkeit außerhalb der regulären Arbeitszeit?

Die Fortschritte im Bereich der technologischen Entwicklung ermöglichen durch den Ausbau von Informations- und Kommunikationstechnologien eine Veränderung von Arbeitsprozessen. Digitale Endgeräte wie Smartphones versprechen für Arbeitnehmende eine zeitliche und örtliche Flexibilität unter Inkaufnahme von Entgrenzung der Domänen Arbeit und Privatleben, sodass traditionelle Erholungszeiten wie Wochenenden und Feierabende zunehmend von einer Integration der Domäne Arbeit betroffen sind (vgl. Bauer, 2018, S. 11; Arlinghaus/Nachreiner, 2014, S. 1100 ff.; Dettmers et al., 2012, S. 53). Vor dem Hintergrund flächendeckender Verbreitung rücken neue Arbeitsformen durch Entgrenzung der Arbeitszeit hinsichtlich ihrer Vor- und Nachteile in den Blick der Forschung (vgl. Beermann et al., 2017, S. 9). Hier zählen Smartphones mit ihrer hohen Nutzungsrate von 95 % im Alter der Erwerbstätigkeit zwischen 20 und 59 Jahren zu den am häufigsten genutzten und im Alltag akzeptierten Endgeräten. Im Alter zwischen 60 und 69 Jahren sinkt die Nutzungsrate auf 85,2 % (vgl. VuMA, 2022). Über die omnipräsenten Smartphones lassen sich verschiedene Kommunikationswege wie Anrufe, Textnachrichten, Instantmessanger und soziale Netzwerke abrufen, sodass sowohl eine synchrone als auch eine asynchrone Kommunikation möglich ist (vgl. Gimpel et al., 2018, S. 7). Die Nutzung von digitalen Kommunikationsmedien im Arbeitskontext und flexibilisierte Arbeitsformen haben zudem durch die COVID-19-Pandemie infolge der Anordnung einer Reduzierung sozialer Kontakte zugenommen (vgl. Becke et al., 2021, S. 235; Hammermann, 2020).

Digitales Arbeiten teilt sich entsprechend Abb. 1.5 in Abhängigkeit von einerseits Segmentations- oder Integrationsbestrebungen und andererseits responsiver oder initiierender arbeitsbezogener Nutzung digitaler Technologien in vier Bereiche auf.

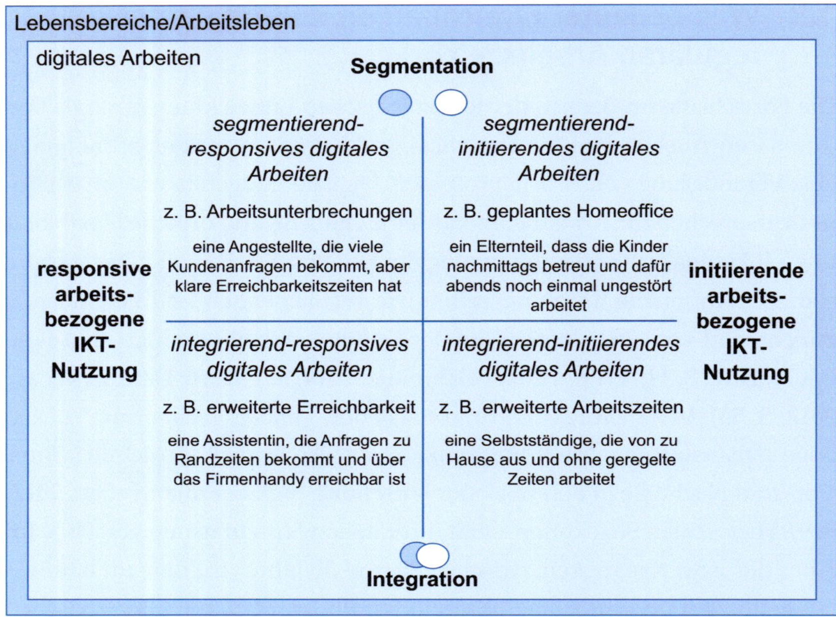

Abb. 1.5: Modell der digitalen Arbeitsformen (vgl. Ott et al., 2021, S. 222)

Vor dem Hintergrund vermehrten Work-Life-Blendings und dem Modell der digitalen Arbeitsformen durch digitale Kommunikationsmittel haben sich verschiedene Formen einer Erreichbarkeit für arbeitsbezogene Tätigkeiten etabliert. Diese lassen sich nach ihrem Ursprung in individuumsbezogene und betriebsbezogene Erreichbarkeit einteilen. Anders als bei der betriebsbezogenen Erreichbarkeit, die vom Betroffenen aufgrund betriebsbedingter Anordnung nicht autonom mitgestaltet wird, zeichnet sich die individuumsbezogene Erreichbarkeit durch Autonomie, Flexibilität und Selbstbestimmung hinsichtlich ihrer Einflussmöglichkeiten aus (vgl. Amlinger-Chatterjee/Wöhrmann, 2017, S. 39 f.; Costa et al., 2009, S. 1125 ff.).

Um die Einordnung der Begrifflichkeiten im Zusammenhang mit erweiterter Erreichbarkeit als ein Teilbereich entgrenzter Arbeit (integrierend-responsives digitales Arbeiten) zu verbildlichen, zeigt Abb. 1.6 die verschiedenen Formen erweiterter Erreichbarkeit.

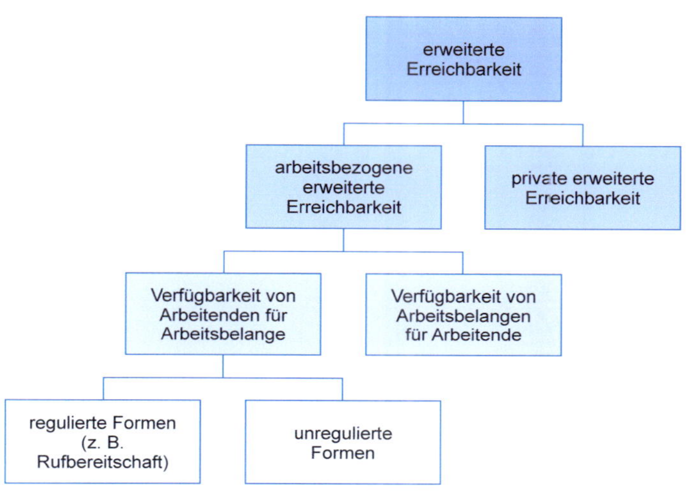

Abb. 1.6: Formen erweiterter Erreichbarkeit (vgl. Pangert/Schüpbach, 2016, S. 9)

Die arbeitsbezogene erweiterte Erreichbarkeit wird in Abb. 1.6 noch weiter unterteilt: Die Möglichkeit, jederzeit und von überall Arbeitstätigkeiten aufzunehmen, beispielsweise aufgrund eines mobilen Zugangs zum Dienstserver, ist durch die Verfügbarkeit von Arbeitsbelangen für die Arbeitenden ersichtlich. Da es sich hierbei um einen Zugang des Arbeitnehmenden zu Arbeitsinhalten durch technische und organisatorische Rahmenbedingungen handelt und nicht um die unvorhersehbare Kontaktierung in der Freizeit, wird diese Möglichkeit nicht näher erläutert, sodass der Fokus der Definitionen auf der Verfügbarkeit von Arbeitenden für Arbeitsbelange liegt. Allen Definitionen gemeinsam ist, dass es sich bei der erweiterten Erreichbarkeit um arbeitsbezogene Kontakte außerhalb der regulären Arbeitszeit handelt (vgl. Pangert/Schüpbach, 2016, S. 9 ff.). Regulierte Formen bezeichnen die sowohl gesetzlich regulierten als auch durch Betriebsvereinbarungen und Arbeitsverträge schriftlich fixierten Formen einer arbeitsbezogenen erweiterten Erreichbarkeit. Mögliche Formen sind die Rufbereitschaft und der Bereitschaftsdienst.

Der Bereitschaftsdienst erfordert die sofortige Aufnahmebereitschaft einer Arbeitstätigkeit infolge eines Rufes durch den Arbeitgeber oder den

Kunden/die Kundin. Dabei kann der Arbeitgeber den Aufenthaltsort während der Bereitschaft festlegen. Seit dem Bundesarbeitsgerichtsbeschluss vom 18.02.2003 (1 ABR 2/02) zählt der Bereitschaftsdienst vollumfänglich zur Arbeitszeit, sodass er allen gesetzlichen Arbeitsschutzregelungen wie der Einhaltung von Ruhezeiten unterliegt. Demnach ist der Arbeitgeber, sofern keine Ausnahmeregelungen definiert sind, verpflichtet, zwischen Arbeitsende und Arbeitsbeginn entsprechend § 5 Abs. 1 und 2 ArbZG mindestens elf Stunden Ruhezeit nach einer Arbeitstätigkeit zu gewährleisten.

Eine Unterform des Bereitschaftsdienstes ist die Rufbereitschaft. Diese ermöglicht eine örtliche Flexibilität durch den Arbeitnehmenden, wobei Einschränkungen hinsichtlich der Schnelligkeit einer Arbeitsaufnahme in (Tarif-)Verträgen festgeschrieben sein können (vgl. Beermann et al., 2017, S. 21 f.; vgl. § 8 Abs. 3 TVöD). Die Rufbereitschaft ist nicht als Arbeitszeit anerkannt, sondern nur die Zeit einer erfolgten Arbeitsleistung auf einen Ruf.

Neben diesen rechtlich regulierten und geschützten Formen gibt es auf Basis individueller Absprachen und Freiwilligkeit die unregulierte arbeitsbezogene erweiterte Erreichbarkeit (vgl. Pangert/Schüpbach, 2016, S. 7).

Unter freiberuflich tätigen Hebammen in Deutschland kann je nach angebotenem Leistungsspektrum die regulierte und die unregulierte Form vorliegen. Die Rufbereitschaft als regulierte Form ist unter freiberuflich tätigen Hebammen, die geburtshilfliche Leistungen anbieten, am meisten verbreitet. Die unregulierte Form ist bei Betreuungen in der Schwangerschaft, des Wochenbetts und der Stillzeit möglich.

Die in der Literatur am häufigsten genutzte Definition beschreibt ständige Erreichbarkeit als

> „die unregulierte Verfügbarkeit der Beschäftigten für berufliche Belange außerhalb der regulären Arbeitszeit. Dies kann vor oder nach der Arbeit, am Wochenende, im Urlaub, an Feiertagen oder bei Krankheit sein, ohne dass dafür eine vertragliche oder tarifliche Regelung besteht. Dabei können die Betroffenen durch Vorgesetzte, Kolleginnen bzw. Kollegen oder Kunden bzw. Kundinnen mittels Telefon, E-Mail, SMS, Instant-Messenger-Nachrichten etc. kontaktiert werden. In der Regel besteht aber keine klare Vorgabe hinsichtlich der Reaktionszeit auf einen Ruf.“ (Hassler et al., 2016, S. 9)

Anhand dieser Definition wird deutlich, dass es sich nicht um eine geschützte und klar umgrenzte Arbeitstätigkeit und Arbeitszeit handelt. Da freiberuflich tätige Hebammen ihre Arbeitszeit frei organisieren und die Arbeitszeit täglich variiert, ist es schwierig, anhand dieser Definition vollumfänglich aufzugreifen, wann eine arbeitsbezogene erweiterte Erreichbarkeit vorliegt. Diese Abgrenzung zwischen Arbeitszeit und Erreichbarkeitszeit ist durch einen fehlenden festen Arbeitsort infolge eines häufigen Wechsels zwischen Hausbesuchen, Kursräumen und Bürotätigkeit erschwert.

Daher bedarf es einer Ergänzung der Definition, um das Konzept arbeitsbezogener erweiterter Erreichbarkeit operationalisieren zu können. Hierzu bieten Pangert und Schüpbach (vgl. Pangert/Schüpbach, 2016, S. 9) einen Ansatzpunkt, wonach eine arbeitsbezogene erweiterte Erreichbarkeit entsprechend der Rollentheorie vorliegt, wenn der Kontakt außerhalb der Arbeitsdomäne in der Ausübung anderer Rollen in privaten Domänen stattfindet (vgl. Menz, 2017, S. 11 ff.).

Entsprechend der Kombination beider Definitionen liegen verschiedene Merkmale zur Abgrenzung einer arbeitsbezogenen erweiterten Erreichbarkeit vor. Zum einen bezieht sich die Erreichbarkeit auf arbeitsbezogene und nicht private Belange, zum anderen erfolgt der Kontakt außerhalb der regulären vergüteten Arbeitszeit und somit außerhalb der Domäne Arbeit. Darüber hinaus findet der Kontakt über digitale Kommunikationsmedien statt. Zudem ist die Erreichbarkeitsdefinition unabhängig vom tatsächlichen Umfang von einer ständigen Erreichbarkeit bis hin zu einzelnen Stunden definiert (vgl. Pangert/Schüpbach, 2016, S. 7). Für die arbeitsbezogene erweiterte Erreichbarkeit ist unerheblich, in welchem zeitlichen Rahmen auf einen Kontakt reagiert werden muss.

Diese unregulierte Erreichbarkeit ermöglicht bei Gestaltungsautonomie ein flexibles Arbeiten hinsichtlich Häufigkeit, Art und Zeitpunkt der Kontakte im Privatleben (vgl. Beermann et al., 2017, S. 20). Gründe für eine arbeitsbezogene erweiterte Erreichbarkeit teilt Menz in die Gruppen sachlich-funktionale Erreichbarkeitsnotwendigkeit, soziale Erreichbarkeitskultur, Entlastungsstreben und proaktive Erreichbarkeitsroutinen ein. Tabelle 1.2 ordnet diesen Gruppen Ausprägungen sowie die dazugehörigen Auslöser zu. Diese sind entsprechend den zu Beginn des Kap. 1.3 vorgestellten Formen der Erreichbarkeit als Pull-Faktoren intrinsisch oder als Push-Faktoren betriebsbedingt motiviert. Zudem werden in Klammern Beispiele für die besondere Situation der Hebammen aufgeführt.

Tab. 1.2: Gründe für eine arbeitsbezogene erweiterte Erreichbarkeit (vgl. Menz, 2017, S. 24)

Erreichbarkeitsgründe	Ausprägungen	Auslöser
sachlich-funktionale Erreichbarkeit	– Notfallerreichbarkeit (intern/extern) (z. B. als Gatekeeping-Funktion) – Überlastung durch mittelfristig vorhersehbare sachliche Anforderungen (z. B. Entbindungstermin, unaufschiebbare Erledigungen, COVID-19-Regelungen)	**Push und Pull:** Auslöser kommt von außen (z. B. Patient/Patientin); Erreichbarkeit wird intrinsisch als sachlich notwendig akzeptiert (z. B. durch feste Sprechzeiten anderer Berufsgruppen)
soziale Erreichbarkeitskulturen	– berufsbedingte Erreichbarkeitserwartung (z. B. Erreichbarkeitserwartung durch Patient/Patientin) – gesellschaftliche Normalitätsvorstellungen (z. B. Infiltration von Smartphones im Alltag)	**Push:** wird als von außen kommend erlebt; ggf. unterstützt durch Beschäftigtenseite (z B. Herausgabe von Privatnummern; zeitnahe Beantwortung durch digitalen Präsentismus)
Erreichbarkeit als Entlastungsstrategie	– routinemäßige Entlastung während der „eigentlichen" Arbeitszeit als Ziel (z. B. Nutzung von Fahrtwegen oder Wartezeiten für telefonische Beratungen) – Vermeidung von Eskalation während der Abwesenheit als Ziel (z. B. direkte Bearbeitung von Anfragen reduziert Behandlungsbedarf und Arbeitsaufwand bei Situationsverschlechterung)	**Pull:** Eigeninitiative, bewusst strategisch eingesetzt; äußere Bedingungen als Ursache für Entlastungsnotwendigkeit (z. B. telefonische Beratung aus Zeitmangel für aufsuchende Tätigkeit)

Erreichbarkeitsgründe	Ausprägungen	Auslöser
proaktive Erreichbarkeitsroutinen	– anlassunabhängige, aber regelmäßige Kontaktherstellung (z. B. Freundlichkeit und Kundenbindung) – unfreiwillige Erreichbarkeit durch eigene Handlungsroutinen/ Techniknutzung (z. B. Nutzung des Smartphones gleichermaßen für Arbeits- und Privatanfragen, Gewohnheit) – „Neugier" und „Verführung"	**Pull:** Eigeninitiative; Überschreitung der Grenze zwischen den Life Domains, ohne äußere Ursachen oder Gründe (z. B. fehlendes Grenzmanagement)

Je nach Gründen und Motivation für die arbeitsbezogene erweiterte Erreichbarkeit, die organisationalen Rahmenbedingungen und berufsspezifischen Anforderungen einerseits und die Ressourcen und Self-Care-Maßnahmen andererseits bringen sowohl die arbeitsbezogene erweiterte Erreichbarkeit als auch der Bereitschaftsdienst und die Rufbereitschaft Vor- und Nachteile mit sich. Diese wirken sich wiederum auf die psychische Gesundheit aus. Dieser Zusammenhang wird im folgenden Kapitel zu den gesundheitlichen Folgen ständiger Erreichbarkeit dargestellt.

1.4 Die gesundheitlichen Folgen ständiger Erreichbarkeit

Arbeitsbezogene erweiterte Erreichbarkeit ist entsprechend den in Kap. 1.3 vorgestellten Modellen ein Belastungsfaktor und Stressor für die psychische Gesundheit. Die arbeitsbezogene Belastung ergibt sich nicht nur aus der Belastung durch die Arbeitstätigkeit selbst, sondern auch infolge direkter und indirekter Belastungen durch eine arbeitsbezogene erweiterte Erreichbarkeit (vgl. Abb. 1.7).

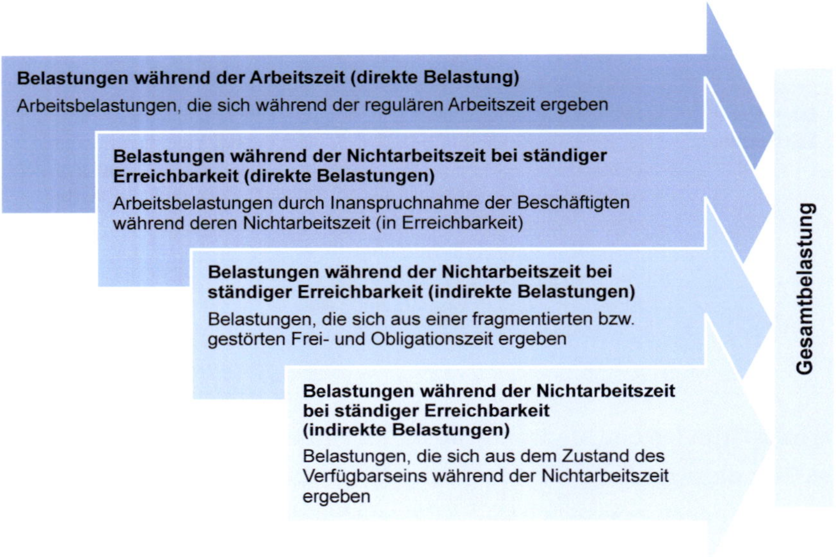

Belastungen während der Arbeitszeit (direkte Belastung)
Arbeitsbelastungen, die sich während der regulären Arbeitszeit ergeben

Belastungen während der Nichtarbeitszeit bei ständiger Erreichbarkeit (direkte Belastungen)
Arbeitsbelastungen durch Inanspruchnahme der Beschäftigten während deren Nichtarbeitszeit (in Erreichbarkeit)

Belastungen während der Nichtarbeitszeit bei ständiger Erreichbarkeit (indirekte Belastungen)
Belastungen, die sich aus einer fragmentierten bzw. gestörten Frei- und Obligationszeit ergeben

Belastungen während der Nichtarbeitszeit bei ständiger Erreichbarkeit (indirekte Belastungen)
Belastungen, die sich aus dem Zustand des Verfügbarseins während der Nichtarbeitszeit ergeben

Gesamtbelastung

Abb. 1.7: Belastungsquellen ständiger Erreichbarkeit (vgl. Hassler et al., 2016, S. 13)

Die gesundheitlichen Folgen einer Fehlbelastung, zu der die arbeitsbezogene erweiterte Erreichbarkeit zählt, sind vielfältig. Eine Übersicht über die Folgen geben Metz und Rothe (vgl. Tab. 1.3).

Tab. 1.3: Körperliche Reaktionen auf (Fehl-)Belastungen (Metz/Rothe, 2017, S. 12)

	kurzfristige, aktuelle Reaktionen	mittel- bis langfristige chronische Reaktionen
physiologisch, somatisch	Erhöhung von Herzfrequenz, Blutdruck, Adrenalinausschüttung und Muskeltonus; Verminderung der Immunabwehr	psychosomatische Beschwerden, arbeitsbedingte Erkrankungen
Erleben	Anspannung, Enttäuschung, Ärger, Angst, psychische Ermüdung, Monotonie, Sättigung	Unzufriedenheit, Resignation, depressive Episoden
Verhalten, individuell	nachlassende Konzentration, Fehler, Leistungsschwankungen, Auslassen kontrollierender Arbeitshandlungen, geringere sensomotorische Koordination	vermehrter Nikotin-, Alkohol-, Medikamentenkonsum, Absentismus, auch Präsentismus
Verhalten, sozial	Konflikte, Streit, Aggression gegen Andere	sozialer Rückzug, innere Kündigung

Verschiedene Studien belegen die in Tab. 1.3 dargestellten gesundheitlichen Folgen. So konnten signifikant erhöhte Risiken für psychische Gesundheitsindikatoren wie Schlaflosigkeit, emotionale Erschöpfung bis hin zum Burnout und sinkenden affektiven Wohlbefinden (vgl. Anagnostopoulos et al., 2015, S. 101; Kopfhammer, 2012, S. 1285; Vahle-Hinz/Bamberg, 2009, S. 330 ff.; Thomée et al., 2011, S. 1 ff.), Angststörungen (vgl. Thomée et al., 2010, S. 4 ff.), Depressionen (vgl. Feuchtl et al., 2016, S. 70 ff.; Pangert/Schüpbach, 2016, S. 16), eingeschränkte Leistungsfähigkeit (vgl. Dettmers et al., 2012, S. 55) und chronischer Stress inklusive damit assoziierter gesundheitlicher Folgen wie kardiovaskuläre Erkrankungen nachgewiesen werden (vgl. Beermann et al., 2017, S. 25; Costa et al., 2009, S. 1125 ff.).

Somatische Beschwerden reichen von Rücken- und Nackenschmerzen und Absentismus über Kopfschmerzen, Schmerzen in Armen und Händen bis hin zu kardiovaskulären Erkrankungen (vgl. Gimpel et al., 2018, S. 40; Dettmers, 2017a, S. 24 ff.; Rauchenzauner et al., 2009, S. 2608 ff.).

Neben den gesundheitlichen Folgen aufgrund der Arbeitsbelastung sind Folgen der digitalen Nutzung wie digitales Burnout mit den Symptomen Müdigkeit, Desensibilisierung für Reize aus der Umwelt, Interessensverlust und somatische Beschwerden möglich (vgl. Ernten/Ozdemir, 2020, S. 668 ff.).

Sekundäre Folgen ergeben sich aus einer erhöhten Rate an Behandlungsfehlern. Infolge eines Schlafmangels und mangelnder Regenerationsmöglichkeiten führt eine Fehlbelastung wie die arbeitsbezogene erweiterte Erreichbarkeit durch fehlerhafte Behandlung zu gesundheitlichen Beeinträchtigungen der zu betreuenden Familien. Zudem ist das Risiko einer Schädigung für Beteiligte in der Umgebung beispielsweise im Straßenverkehr erhöht. Ursächlich hierfür sind eine verringerte Reaktionsfähigkeit, eine Verschlechterung der Konzentrationsleistung und eine dauerhaft erhöhte Sympathikusaktivierung (vgl. Bernstrom et al., 2019, S. 3 ff.; Beermann et al., 2017, S. 25; Ernst et al., 2014, S. 221).

Erhöhte Raten oxidativer Stresslevel als Indikator eines Ungleichgewichts zwischen freien Radikalen und Radikalfängern und ein erhöhter Cortisolspiegel bestätigen als objektive Marker die subjektiven Stressempfindungen von Mitarbeitenden unter Rufbereitschaft (vgl. Dettmers/Vhale-Hinz et al., 2016, S. 110 ff.; Dettmers et al., 2012, S. 55; Buyukhatipoglu et al., 2010, S. 462 ff.).

Es besteht außerdem eine Kausalität zwischen der Quantität von arbeitsbezogenen Kontakten außerhalb der regulären Arbeitszeit und der psychischen Gesundheit (vgl. Arlinghaus/Nachreiner, 2014, S. 1100 ff.). Diese Ergebnisse sind unabhängig davon, ob auf den Kontakt Arbeitseinsätze folgen (vgl. Arlinghaus/Nachreiner, 2013, S. 1197 ff.; Dettmers et al., 2012, S. 55 ff.), sowie unabhängig von der Art des Kommunikationsmediums (vgl. Dick/Groß, 2017, S. 72 ff.) und der Unterscheidung zwischen regulierter oder unregulierter arbeitsbezogener erweiterter Erreichbarkeit (vgl. Hassler/Rau, 2016, S. 29 ff.; Keller et al., 2012, S. 31 ff.). Bereits das Wissen über eine aktuelle arbeitsbezogene erweiterte Erreichbarkeit reicht aus, um sich negativ auf die psychische Gesundheit auszuwirken (vgl. Lambert, 2009, S. 169 ff.). Dies begründet sich durch das Fehlen von Erholungszeiten sowie mentaler Distanzierung und Loslösung von der Domäne Arbeit.

Hinsichtlich negativer Auswirkungen auf die psychische Gesundheit kann die ständige Erreichbarkeit entsprechend ihrer wahrgenommenen

Belastung potenziell als Stressor fungieren. Die subjektive Wahrnehmung und individuelle Bewertung der Belastung als Stress sind von Risiko- und Schutzfaktoren sowie zur Verfügung stehenden Coping-Strategien abhängig (vgl. Kap. 1.2).

Gemäß dem aktuellen Forschungsstand können gesteigerte Flexibilisierung, Autonomie und die Wahrnehmung sozialer Kontakte - trotz geforderter Reduzierung, z. B. infolge der COVID-19-Pandemie - vor einer Ausbildung von Folgeerkrankungen schützen (vgl. Beermann et al., 2017, S. 26; Feuchtl et al., 2016, S. 70 ff.; Costa et al., 2009, S. 1125 ff.). Diese Faktoren ermöglichen eine subjektiv verbesserte Vereinbarkeit von Familie und Beruf aufgrund der Möglichkeit zur selbstständigen Entscheidung über Arbeitszeit und -ort. Terminabsprachen können flexibler getroffen werden. Durch die Flexibilität lassen sich ergänzend Zeiten mit geringer kognitiver Aktivierung, wie Wartezeiten oder Arbeiten im Haushalt, nutzen, um zeitgleich digitale Anfragen zu bearbeiten (vgl. Dettmers/Biemelt, 2018, S. 497 ff.; Gross/Krämer, 2018, S. 17 ff.; Dettmers, 2017b, S. 167; Mellner, 2016, S. 149 ff.). Die gesundheitlichen Folgen sind zudem von der Wertschätzung beispielsweise der Patientinnen und Patienten, der Freundlichkeit während des Kontaktes (vgl. Wegge et al., 2007, S. 693 ff.) und von Erholungsmöglichkeiten abhängig (vgl. Vieten et al., 2022, S. 280 ff.). Voraussetzung für eine protektive Wirkung durch die Flexibilisierung ist ein wahrgenommener Gestaltungsspielraum durch den Betroffenen und die soziale Unterstützung beispielsweise durch den Partner oder durch Kollegen/Kolleginnen (vgl. Rexroth et al., 2014, S. 37 ff.).

Verschiedene Risikofaktoren erschweren die Gesunderhaltung trotz arbeitsbezogener erweiterter Erreichbarkeit. Die vorgestellten Theorien zur Stressentstehung und die Grenztheorie legen nahe, dass Konflikte zwischen den Domänen die Work-Domain-Balance aus dem Gleichgewicht bringen und damit die psychische Gesundheit negativ beeinflussen (vgl. Amstad et al., 2011, S. 151 ff.; Wirtz/Nachreiner, 2010, S. 1124 ff.). Diese These belegen verschiedene Studien, wobei die Häufigkeit von Konflikten das Stressempfinden beeinflusst (vgl. Cho et al., 2020, S. 533 ff.; Amstad et al., 2011, S. 151 ff.).

Weitere nachgewiesene organisatorische Risikofaktoren und Mediatoren für die Beeinträchtigung der psychischen Gesundheit und des psychischen Detachments sind Überlastung, Zeitmangel (vgl. Anagnostopoulos et al., 2015, S. 101; Costa et al., 2009, S. 1125 ff.; Nicol/Botterill, 2004, S. 1 ff.), Leistungsdruck (vgl. Pangert/Schüpbach, 2016, S. 34), die Kontaktierung am Wochenende und in der Nacht (vgl. Beermann et al., 2017, S. 27 f.; Kikuchi et al., 2018, S. 698 ff.), Teledruck (vgl. Tedone, 2022, S. 61 ff.) und Wertkonflikte (vgl. Lohmer, 2013, S. 118 ff.). Personelle Risikofaktoren sind laut Lohmer ein inneres Leistungsskript, eine depressive Neigung, zwanghafte Persönlichkeitsstrukturen wie Perfektionismus und eine narzisstische Veranlagung (vgl. Lohmer, 2013, S. 118 ff.). Dies impliziert, dass psychologisches Detachment bei fehlender Erreichbarkeitsanforderung die Regenerationsfähigkeit und Situationskontrolle verbessert, was wiederum die psychische Gesundheit fördert (vgl. Dettmers, 2017b, S. 168; Derks et al., 2014, S. 87 ff.).

Ein weiterer Risikofaktor liegt in der wahrgenommenen Illegitimität der arbeitsbezogenen erweiterten Erreichbarkeit. Geht der Betroffene von einer unrechtmäßigen Arbeitsmehrbelastung aus, wird diese als belastender wahrgenommen (vgl. Dettmers/Biemelt, 2018, S. 497 ff.). Dieser Zusammenhang wurde im Rahmen der Forschung zu dem Effort-Reward-Imbalance-Modell bestätigt.

Die Abb. 1.8 veranschaulicht die dargestellten Risikofaktoren und fasst die vorgestellten Ergebnisse zusammen.

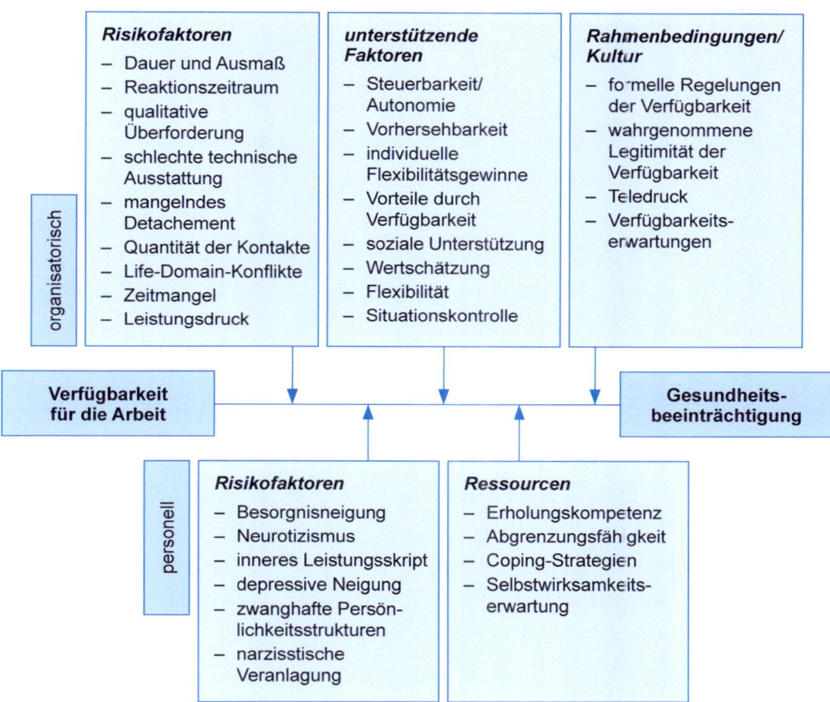

Abb. 1.8: Einflussfaktoren auf die Gesundheit bei arbeitsbezogener erweiterter Erreichbarkeit (vgl. Dettmers, 2017b, S. 170 f.)

Das nächste Kapitel zeigt aufbauend auf den Gesundheitsrisiken die Public-Health-Relevanz von arbeitsbezogener erweiterter Erreichbarkeit auf.

1.5 Prävention: Wo das betriebliche Gesundheitsmanagement endet und die Public Health ansetzt

Unabhängig des Berufsstands der Hebamme rücken psychische Erkrankungen als ein mediierender Faktor für Berufsausstiege und Fehlzeiten in den Fokus. Im EU-weiten Vergleich weisen psychische Erkrankungen nach Herz-Kreislauf-Erkrankungen die höchste Krankheitslast auf und sind für 19,5 % des DALY-Verlustes verantwortlich (vgl. EuroWHO, 2006, S. 1 f.). Maßnahmen zum Erhalt des subjektiven Wohlbefindens, der Lebensqualität und der Leistungsfähigkeit nehmen an Bedeutung zu (vgl. RKI, 2021, S. 15).

Der digitale Fortschritt und die wachsende Verbreitung arbeitsbezogener erweiterter Erreichbarkeit mit den in Kap. 1.4 dargestellten gesundheitlichen psychischen und somatischen Folgen sowie der nachgewiesenen Wirkung arbeitsbezogener erweiterter Erreichbarkeit als Belastung erklären das zunehmende Problem der Thematik für die öffentliche Gesundheit (vgl. Velthoven et al., 2018, S. 1 f.). Die infolge der COVID-19-Pandemie empfohlenen Social-Distancing-Maßnahmen und die steigende Akzeptanz der Verwendung von digitalen Medien im Arbeitskontext beschleunigen diesen Trend (vgl. Becke et al., 2021, S. 235).

Zahlen belegen die weite Verbreitung einer Erreichbarkeit außerhalb der regulären Arbeitszeit. Laut European Survey of Working Conditions wurden bereits vor der COVID-19-Pandemie 40 % der europäischen Beschäftigten außerhalb der regulären Arbeitszeit kontaktiert (vgl. Arlinghaus/Nachreiner, 2013, S. 1197 ff.). In Deutschland entspricht dies mit 39 % dem europäischen Durchschnitt mit steigender Tendenz (Stand 2011: 27 %) (vgl. Wöhrmann et al., 2016, S. 76). Bereits für 2011 geben 88 % der Arbeitnehmenden eine Erreichbarkeitsanforderung für Kolleginnen/Kollegen und Kundinnen/Kunden unabhängig der zugrunde liegenden tatsächlichen Kontakte und Motivation zur Erreichbarkeit an (vgl. Bitkom, 2011, S. 49). Trotz fehlender aktueller Daten in der Literatur ist zu erwarten, dass durch die geforderte Vermeidung sozialer Kontakte und die Homeoffice-Pflicht im Rahmen der COVID-19-Pandemie die genannten Daten zeitlich stabil oder steigend sind. Speziell für die Hebammen mit der Aufforderung zur Nutzung digitaler Kommunikationsmedien zur Beratung und durch die verbesserte Abrechnung digitaler Leistungen sowie durch die Bestrebungen, diese dauerhaft abrechnungsfähig zu machen, nehmen der digitale Stress und die Auflösung von Grenzen zwischen beruflichen und privaten Belangen zu (vgl. Nitsch/Kinnebrock, 2021, S. 539 ff.; Schmitt et al., 2021, S. 18 f.). Damit steigt das Krankheitsrisiko durch psychische Belastungen. Die Aktualität der zunehmenden Verschmelzung der Domänen Arbeit und Privatleben und die Relevanz von Forschung im Bereich Work-Life-Blending hebt der Trendbericht der Deutschen Gesetzlichen Unfallversicherung (DGUV) hervor (vgl. DGUV, 2020, S. 12).

Abbildung 1.9 zeigt die Entwicklung der in Kap. 1.4 aufgeführten Folgeerkrankungen aufgrund von Arbeitsüberlastung bei fehlender Regeneration im zeitlichen Verlauf. Entsprechend diesem Verlauf wird deutlich, dass ein frühzeitiger Eingriff mittels Primär-, Sekundär- und Tertiärpräventionsmaßnahmen sowie Maßnahmen der Gesundheitsförderung Einfluss auf die Entstehung der genannten Erkrankungen nehmen und deren Auftreten, Chronifizierung und Progredienz verhindern kann. Dies gelingt durch gezielte, auf die Zielgruppe zugeschnittene Handlungsempfehlungen.

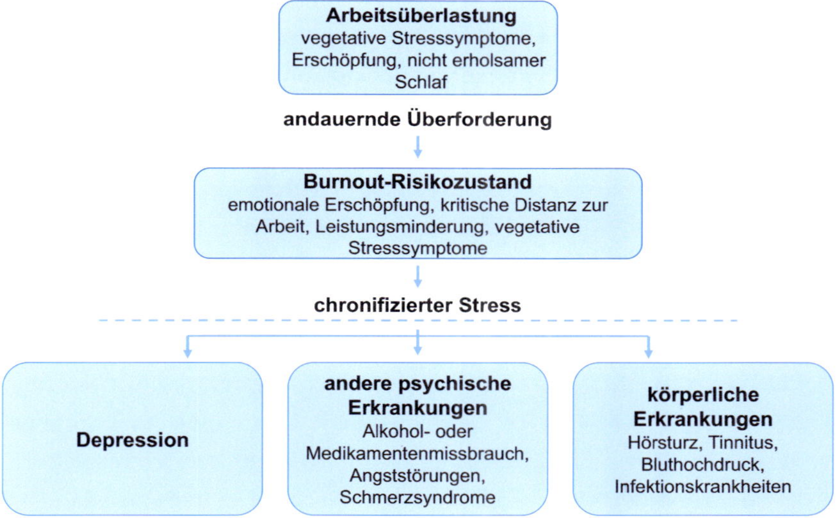

Abb. 1.9: Entwicklungsablauf von Erkrankungen infolge einer arbeitsbezogenen erweiterten Erreichbarkeit (vgl. Berger, 2014, S. 3)

Arbeitsschutzrechtlich gestaltet sich eine Verbesserung der Arbeitsbedingungen freiberuflicher Hebammen schwierig, da freiberufliche Hebammen vielfach soloselbstständig organisiert sind. Der Geltungsbereich für gesetzliche Regelungen wie Arbeitszeit und gesetzliche Ruhezeiten erstreckt sich nur auf Beschäftigte (§ 1 ArbZG). Zudem greifen Schutzmechanismen wie psychische Gefährdungsbeurteilungen und Maßnahmen des betrieblichen Gesundheitsmanagements für Soloselbstständige nicht (§ 5 ArbSchG). Die Gestaltung der Arbeit unterliegt der Kompetenz und Autonomie der freiberuflichen Hebamme. Gründe gegen Maßnahmen im Zusammenhang mit dem Schutz der psychischen Gesundheit bei soloselbstständigen Hebammen sind neben der fehlenden Kenntnis über psychische Belastungs- und Beanspruchungsfaktoren, der Relevanz psychischer Gefährdungsbeurteilungen sowie gesundheitlicher Folgen von Beanspruchungen der Zeitmangel und Konkurrenzdruck zur wirtschaftlichen Sicherung.

Neben der Prävention und Gesundheitsförderung im Bereich psychischer Gesundheit ist die Fachkräftesicherung im Hebammenwesen zur Wahrung des nationalen Gesundheitsziels „Gesundheit rund um die Geburt“ und der dort verankerten Rolle der Hebamme elementar (vgl. BMG, 2017, S. 1 ff.). Hier ist die gesundheitsförderliche Rolle der Hebamme zur Vermeidung von Erkrankungen von jungen Familien durch Beratungen, zur Verringerung von Progredienzen durch frühzeitige Diagnosestellung und bei der Betreuung bei Erkrankungen im ambulanten Sektor aufgeführt. Damit obliegt der Hebamme neben den Gynäkologen/Gynäkologinnen die Sicherstellung der Versorgung von Frauen rund um die Geburt.

Die Aktualität der Forderung nach verbesserten Arbeitsbedingungen für Hebammen ist im aktuellen Koalitionsvertrag festgeschrieben (vgl. Bundesregierung, 2021, S. 85). Da es hierbei nicht nur – wie im Koalitionsvertrag ersichtlich – die Geburtshilfe zu schützen gilt, sondern ebenso die Arbeit der rund 18.000 freiberuflich tätigen Hebammen in Deutschland, ist Forschung zur Verbesserung der Arbeitsbedingungen notwendig. Zudem führen gesundheitliche Einschränkungen wie Müdigkeit und der Einsatz unqualifizierten Personals infolge des Fachkräftemangels zu mangelhafter Betreuung und Behandlungsfehler und gefährden somit die Patientensicherheit (vgl. Hartmann, 2019, S. 44 ff.).

Die Ergebnisse des theoretischen Hintergrunds zeigen die Relevanz der Forschungsfrage aus Public-Health-Sicht. Da bisher keine Untersuchungen zur arbeitsbezogenen erweiterten Erreichbarkeit für die besonderen Bedürfnisse der Hebammen vorliegen, eignet sich eine theoriegestützte quantitative Erhebung zur deskriptiven Analyse der Zielgruppe und zur Identifizierung zielgruppenspezifischer Risikofaktoren über Zusammenhangsmaße zum selbst wahrgenommenen Stressempfinden. Auf dieser Grundlage lassen sich zielgruppenspezifische Handlungsempfehlungen entwickeln.

2 Methodik und Ergebnisse

Das folgende Kap. 2.1 umreißt in der Kürze das methodische Vorgehen, wobei die zu untersuchende Population eingegrenzt wird und die Datenerhebung sowie -auswertung vorgestellt werden. In Kap. 2.2 wird der erhobene Datensatz anhand deskriptiver Kennzahlen vorgestellt. Dies erfolgt in den Kategorien nach Hobfoll. Ergänzend wird die psychische Belastungserhebung, die durch die PSQ20-Skala vorliegt, vorgestellt. Die anschließende explanative Analyse in Kap. 2.3 beschäftigt sich mit der Zusammenhangsauswertung zwischen den Einzelitems des Fragebogens und der psychischen Belastungsempfindung. Auch dieses Kapitel gliedert sich entsprechend den Ressourcenkategorien nach Hobfoll in die vier Bereiche Bedingungsressourcen, personale Ressourcen, Objektressourcen und Energieressourcen.

2.1 Methodisches Vorgehen

Zur Klärung der Forschungsfrage wurden eine Literaturrecherche sowie eine quantitative Erhebung mittels Fragebogen durchgeführt, da zu der definierten Zielgruppe freiberuflicher Hebammen in Deutschland keine Studien zum selbst wahrgenommenem Stressempfinden und arbeitsbezogener erweiterter Erreichbarkeit vorliegen. Die Literaturrecherche begründet auf wissenschaftlicher Grundlage die Auswahl der Fragebogenitems und ermöglicht Vergleiche zu untersuchten Populationen und Variablen. Diese sowie die vorgestellten Modelle aus dem theoretischen Hintergrund dienen als Basis für die Fragebogenkonzeption.[2]

2.1.1 Eingrenzung der untersuchten Population

Die zunehmende Verbreitung moderner Kommunikationsmittel ermöglicht es, Arbeit auch in der arbeitsfreien Zeit zu erledigen (vgl. Nübling et al., 2015, S. 48). Bisherige Forschung fokussiert in Studien zum Thema arbeits-

2 In Anhang B können Sie Näheres zur Datenschutzkonformität und zum ethischen Rahmen der Befragung nachlesen.

bezogene erweiterte Erreichbarkeit die abhängig Beschäftigten. Speziell Führungskräfte und spezialisierte Fachkräfte sind vermehrt von arbeitsbezogener erweiterter Erreichbarkeit betroffen, wobei mit steigender Verantwortung der Tätigkeit das Risiko, für arbeitsbezogene Fragen erreichbar sein zu müssen, steigt (vgl. Pangert et al., 2017, S. 8). Trotz des Wissens um das erhöhte Risiko für Freiberufler/-innen liegen für diese Berufsgruppe bislang wenig Untersuchungen vor (vgl. Pangert/Schüpbach, 2016, S. 11).

Die besonderen Arbeitsbedingungen und -anforderungen der Hebammen (vgl. Kap. 1.1) und die mit 33 % hohe Erwartung einer arbeitsbezogenen erweiterten Erreichbarkeit von Hebammen und Pflegefachfrauen/-männern erfordern es, auf Notfälle oder dringende Anfragen außerhalb der regulären Arzterreichbarkeit zu reagieren. Dies nehmen 23 % der in diesen Berufsgruppen Beschäftigten als Belastung wahr (vgl. Pangert/Pauls, 2014, S. 18 f.). Ein Übertrag von Forschungsergebnissen zu gesundheitsförderlichen Einflussfaktoren anderer Berufsgruppen sind aufgrund des Versorgungsauftrags der Krankenkassen und der besonderen Arbeitsorganisation und Arbeitsmodelle von freiberuflichen Hebammen nicht uneingeschränkt möglich. Im Vergleich zu bisheriger Forschung unterscheiden sich die freiberuflichen Hebammen durch eine autonom gestaltete Arbeit, fehlenden Druck durch Vorgesetzte sowie fehlende Motivation aufgrund fehlender beruflicher Beförderung und Wertschätzung durch die betreuten Familien. Daher ist eine gezielte Erhebung unter freiberuflichen Hebammen zur Entwicklung zielgruppenspezifischer Präventionsmaßnahmen notwendig. Dies ist durch den aufgezeigten Fachkräftemangel und die mangelhafte Versorgung von Familien mit ambulanter Hebammenleistung umso wichtiger, da verbesserte Berufsbedingungen und eine langfristige Arbeitsfähigkeit mittels psychischer Gesundheit die langfristige Versorgung von Familien mit Hebammenleistungen sichern (vgl. DHV, 2022a; DHV, 2022b; Hartmann, 2019, S. 44 ff.; AOK Rheinland/Hamburg, 2018, S. 22 ff.). Durch die Soloselbstständigkeit greifen Schutzmechanismen wie Gesetze zu Arbeitszeitregelungen oder Gefährdungsbeurteilungen nicht. Die hohen Smartphone-Nutzungsraten im Alter der Zielgruppe von 95 % und die COVID-19-Pandemie begünstigen eine Zunahme an arbeitsbezogener Erreichbarkeit (vgl. VuMA, 2022). Ergänzend dazu haben die COVID-19-Pandemie und der hohe Anteil von Frauen in der Berufsgruppe einen Einfluss auf die Stresswahrnehmung. Die trotz Veränderungen in den klassischen Rollenbildern häufig Frauen obliegende Verantwortung für die Kindererziehung führt bei dieser Berufsgruppe zu einer Mehrbelastung und damit zu einer veränderten Bewertung der Machbarkeit nach dem transaktionalen Stressmodell (vgl. Cunha et al., 2022, S. 56). Gezieltes Wissen über die Wirkung einer arbeitsbezogenen erweiterten Erreichbarkeit unter Hebammen fehlt. Durch Identifikation berufsspezifischer Ressourcen ist durch die Erhebung eine verbesserte psychische Gesundheit im Vergleich zu anderen Berufsgruppen herausstellbar, die dann als Grundlage für Präventionsansätze dient.

Die vorliegende Untersuchung wurde als Vollerhebung mittels Onlinefragebogen unter den rund 18.000 freiberuflich tätigen Hebammen in Deutschland durchgeführt. Da es sich bei den freiberuflichen Hebammen in Deutschland um eine klar umgrenzte Population handelt, müssen sie gesetzliche Vorgaben entsprechend § 134a SGB V und Voraussetzungen für eine Leistungserbringung auf Grundlage des nach § 134a SGB V geschlossenen Hebammenhilfevertrags erfüllen. Demnach müssen sich freiberufliche Hebammen der Vertragspartnerliste anschließen. Dies erfüllen viele Hebammen über die Mitgliedschaft in einem Hebammenverband (vgl. GKV-Spitzenverband, 2015, S. 2). Dies ermöglicht einen gezielten Zugang zur Zielgruppe sowohl über die in der Vertragspartnerliste enthaltenen E-Mail-Adressen als auch über die Berufsverbände. Da in der Vertragspartnerliste die Aufführung der E-Mail-Adresse keine Pflicht ist und die Berufsverbände aus datenschutzrechtlichen Gründen keine vollumfängliche Liste ihrer Mitglieder herausgibt, ist eine qualitativ hochwertige Stichprobenziehung zur Teilerhebung nicht möglich. Der Hebammenverband leitet offiziell über die Landesverbände Forschungsvorhaben an die Mitglieder weiter und ermöglicht die Veröffentlichung einer Befragung im Mitgliederbereich. Die Kombination beider Zugangswege zur Durchführung einer Vollerhebung, über die in der Theorie alle freiberuflichen Hebammen in Deutschland erreicht werden können, eignet sich zur Vermeidung von Verzerrungen durch eine fehlerhafte Stichprobenziehung.

Die Definition einer arbeitsbezogenen erweiterten Erreichbarkeit benötigt zur Operationalisierung eine Abgrenzung der Arbeitsdomäne von anderen Domänen. Da Hebammen aufgrund der Unplanbarkeit der Geburtshilfe keine klassischen Arbeitszeiten mit Wochenenden und Feiertagen haben, entspricht die arbeitsbezogene erweiterte Erreichbarkeit jedem beruflichen Kontakt in einer Domäne, die nicht der Arbeit und der Rolle „Hebamme" zugeordnet ist (vgl. Pangert/Schüpbach, 2016, S. 9; Menz, 2017, S. 11 ff.).

2.1.2 Datenerhebung und -auswertung

Ergänzend zur qualitativen Forschung wurde zunächst eine Literaturrecherche durchgeführt, um die Auswahl der Fragenbogenitems in Anlehnung an theoretische Modelle zu sichern und um bestehende Forschungsergebnisse als Diskussionsgrundlage für die Ergebnisse der Fragebogenerhebung heranziehen zu können.

Der Hauptteil der Methodik zeichnet sich durch eine quantitative Fragebogenerhebung aus. Bei der Onlinebefragung handelt es sich um eine nicht experimentelle Studie im Querschnittdesign, da die Randomisierung nach festen Telefonzeiten und ständiger garantierter Erreichbarkeit für die betreuten Familien aus dem Arbeitsalltag resultiert und keine aktive experimentelle Aufteilung möglich ist (vgl. Döring/Bortz, 2016a, S. 201).

Die Fragebogenitems wurden modell- bzw. theoriebasiert entwickelt oder aus bestehenden Fragebögen ausgewählt,[3] um zielgruppenspezifische Risikofaktoren, Belastungsfaktoren und Ressourcen zu identifizieren. Dieses Vorgehen ermöglicht wiederum das Ableiten gezielter Handlungsempfehlungen (vgl. Dettmers et al., 2012, S. 58). Bei den vorhandenen Items sind die Gütekriterien bereits untersucht worden und eine Vergleichbarkeit

3 Zu den verwendeten Fragebögen gehören das für den IGA-Report 23 verwendete strukturierte Interview zur Erreichbarkeit (vgl. Hassler et al., 2016, S. 81 ff.) und der „Kurzfragebogen zur Gestaltung erweiterter Erreichbarkeit" der VBG (vgl. VBG, 2019, S. 17 ff.). Für die vorliegende Untersuchung wurden einzelne Fragen dieser Befragungen verwendet oder in abgeänderter Form genutzt. Die vollständigen Berichte sind über die im Literaturverzeichnis angegebenen Links abrufbar.

mit vorhandenen Daten in der Literatur wird somit wahrscheinlicher (vgl. Döring/Bortz, 2016b, S. 407).

Der Fragebogen fragt die unabhängige Variable des Erreichbarkeitsverhaltens ebenso ab wie die abhängige Variable des selbst wahrgenommenen Stressempfindens. Um die Komplexität des Begriffs „Stress" umfangreich abzubilden, erfolgte die Erhebung über die validierte Skala PSQ20.[4] Der PSQ20 ist ein Selbstauskunftsfragebogen auf Basis einer psychometrischen Skala zur Erhebung der subjektiven Belastungsempfindung, um Rückschlüsse auf nachgewiesene Einflussfaktoren (Kategorien) einer psychischen Belastung zu ziehen. Der ursprüngliche Fragebogen von Levenstein et al. (vgl. Levenstein et al., 1993, S. 19 f.) beinhaltet 30 Items. Diese bilden die Grundlage für die sieben Kategorien Bedrohung, Überlastung, Reizbarkeit, Freudlosigkeit, Müdigkeit, Sorgen und Anspannung. Die Kurzversion wurde von Fliege et al. für den deutschen Sprachraum aufbereitet und mittels Studien auf ihre Wirksamkeit überprüft. Diese Kurzversion, die durch die Kürzung praktikabler ist, enthält aufgrund statistischer Analysen 20 Items, die mit je fünf Items die vier Kategorien Anspannung, Anforderung, Sorge und Freude repräsentieren (vgl. Fliege et al., 2009). Diese Skala findet in der Literatur häufig Verwendung, sodass Referenzwerte vorliegen. Sie ist hinsichtlich Reliabilität und Validität untersucht worden. Zudem ist die Skala für das Alter der Zielgruppe erprobt. Durch die kurze Bearbeitungsdauer von fünf Minuten eignet sich die Skala als Ergänzung zu weiteren Items, ohne die Abbruchrate durch eine zu lange Befragung zu erhöhen (vgl. Fliege et al., 2009).

In der Literatur liegen wenige Messinstrumente zur arbeitsbezogenen erweiterten Erreichbarkeit vor. Am häufigsten erfolgt die Abfrage als Einzelitem (Erreichbarkeit: „ja" oder „nein"). Die wenigen zur Verfügung stehenden, oft englischsprachigen Skalen wie die „Availability" (vgl. Day et al., 2012, S. 473 ff.), „Permeability Life-Domain" (vgl. Clark, 2002, S. 23 ff.) oder „Boundary strength at home" (vgl. Pangert/Schüpbach, 2016, S. 21;

4 Den vollständigen Fragebogen und weiterführende Literatur können Sie unter https://www.testarchiv.eu/de/test/9004426 (22.02.2024) in der Kurz- und Langversion und in verschiedenen Sprachen abrufen. Für ausführliche Informationen eignet sich die Primärliteratur von Levenstein et al. und Fliege et al. (vgl. Levenstein et al., 1993, S. 19 f.; Fliege et al., 2009).

Hecht/Allen, 2009, S. 839 ff.) legen den Fokus auf angeordnete Tätigkeiten im Rahmen einer Anstellung oder sind anderweitig nicht für die Arbeitsbedingungen der Hebamme wie eine ärztliche Rufbereitschaft oder Erreichbarkeit für Kollegen/Kolleginnen anwendbar. Daher beschränkt die vorliegende Untersuchung die Erreichbarkeitsabfrage auf ein Einzelitem. Um das Ausmaß der Erreichbarkeit abzubilden, ergänzt ein Item nach der Häufigkeit der Kontakte und dem Arbeitsumfang der Freiberuflichkeit die Erhebung der Erreichbarkeitsanforderung. Dies entspricht den Definitionen zur arbeitsbezogenen erweiterten Erreichbarkeit, die ein Eindringen der Arbeitsdomäne in andere Lebenswelten unabhängig des Umfangs von einer ständigen Erreichbarkeit bis hin zu einzelnen definierten Stunden umfasst. Weitere Einzelitems enthalten Abfragen zu den vorgestellten Kategorien Objektressourcen, personale Ressourcen, Bedingungsressourcen und Energieressourcen aus der Theorie der Ressourcenerhaltung nach Hobfoll (vgl. Rusch, 2019, S. 19). Die Begründung der Itemauswahl entsprechend den im theoretischen Hintergrund vorgestellten Theorien und Modellen sowie der Relevanznachweis anhand aktueller Forschungen an anderen Zielgruppen sind Anhang C zu entnehmen.

Der Fragebogen startet mit einer sogenannten Knockout-Frage, um die Eignung der Probandin/des Probanden zur Erhebung festzustellen. Diese muss für die weitere Bearbeitung des Fragebogens beantwortet werden. Anschließend werden demografische Daten und Hintergrundinformationen zur Arbeitsgestaltung abgefragt. Ein programmierter Filter ermöglicht eine Filterfrage nach der Organisation in Praxisteams, wenn keine Soloselbstständigkeit vorliegt. Diesen Items schließen sich Items zur Erreichbarkeitsgestaltung an. Ein Filter gestattet tiefergehende Fragen zur Begründung der Entscheidung für oder gegen eine arbeitsbezogene erweiterte Erreichbarkeit. Diese Fragen dienen der Einteilung in eine Expositions- und eine Kontrollgruppe. Zum Abschluss erfolgt die selbst wahrgenommene Stresserhebung für alle Studienteilnehmenden über den PSQ20.

Um die Verständlichkeit, das Abbruchverhalten und technische Bedingungen zu evaluieren (vgl. Döring/Bortz, 2016c, S. 199), wurden die entwickelten Items anhand eines qualitativen Pre-Tests überprüft, an dem

14 Hebammen teilnahmen. Diese wurden von der endgültigen Studie ausgeschlossen. Der endgültige Fragebogen wurde entsprechend den Erkenntnissen aus dem Pre-Test angepasst. Um die interne Konsistenz des Fragebogens zu messen, wurde außerdem Cronbach's Alpha für den PSQ20 mittels der Statistiksoftware PSPP über die Testdaten berechnet. Aus dem Ergebnis lässt sich ableiten, dass die Belastungsempfindung der Erreichbarkeit geeignet ist, um das Konstrukt selbst wahrgenommenen Stressempfindens vorherzusagen.[5]

Die statistische Auswertung der Fragebogenerhebung über PSPP beinhaltet eine Auswertung der einzelnen Items als deskriptive Auswertung zur Vorstellung des Datensatzes. Je nach Antwortschema ist jedem Item ein Skalenniveau zugeordnet. Die zur Auswertung zur Verfügung stehenden Skalenniveaus stellen sich über verschiedene Kennzahlen wie relative Häufigkeiten, Mittelwerte, Median, Standardabweichung oder Varianz dar, wobei mit steigendem Skalenniveau die relevanten Kennzahlen ansteigen (vgl. Döring/Bortz, 2016d, S. 237 ff.; Döring/Bortz, 2016e, S. 612 ff.). Ziel der deskriptiven Analyse ist die Beschreibung der Zielgruppe anhand von Kennzahlen.

Auf diesen Daten aufbauend untersucht die explanative Auswertung anschließend Zusammenhänge, um Korrelationen zwischen den einzelnen Items und der abhängigen Variablen selbst wahrgenommenen Stressempfindens über den PSQ20 darzustellen. Das gleiche Vorgehen erfolgt ergänzend für das Item einer wahrgenommenen Belastung durch eine arbeitsbezogene erweiterte Erreichbarkeit in der Expositionsgruppe und eine wahrgenommene beruhigende Wirkung durch fehlende Erreichbarkeit in der Kontrollgruppe. Dies ist notwendig, da die Ergebnisse der allgemeinen Skala des PSQ20 nicht ausschließlich auf die arbeitsbezogene erweiterte Erreichbarkeit zurückzuführen sind. Fehlinterpretationen sind bei Zusammenhängen, bei denen die unabhängige Variable direkt auf die Erreichbarkeit eingeht, weniger möglich als bei allgemeinen oder demografischen Daten.

5 Der endgültige Fragebogen samt Antwortmöglichkeiten für die Vollerhebung ist Anhang D zu entnehmen.

Um die gefundenen Zusammenhänge eindeutiger in Verbindung zur Erreichbarkeitsgestaltung zu setzen, eignet sich entsprechend Cronbach's Alpha eine Belastungsabfrage. Für die Kontrollgruppe eignet sich die Frage nach der beruhigenden Wirkung durch fehlende Erreichbarkeit. Da die psychometrische Skala und die Belastungswahrnehmung intervallskaliert sind, werden in Abhängigkeit der unabhängigen Variablen die gleichen Kennzahlen berechnet. Für die Auswertung des PSQ20 erfolgt vor der Auswertung der Zusammenhangsmaße die objektive Auswertung der psychometrischen Skala des PSQ20 entsprechend der Berechnungsgrundlage von Fliege et al. (vgl. Fliege et al., 2009, S. 1). Die Kenngrößen für die Zusammenhangsanalyse sind Tab. 2.1 zu entnehmen.

Die Daten werden ergänzend separat für die Kontrollgruppe und die Expositionsgruppe berechnet. Der Vergleich der beiden Gruppen ermöglicht eine genauere Analyse der Wirkung der Einflussfaktoren auf die Zielgruppe.

Tab. 2.1: Kennzahlen zur Auswertung der Zusammenhänge zwischen den Einzelitems und den abhängigen Variablen

unabhängige Variable	abhängige Variable 1. Stresserhebung PSQ20 2. Belastungswahrnehmung
Arbeitshandy	Eta
Behandlungsverträge	Eta
Form des Kontakts	Eta
Verantwortungsbewusstsein (Grund)	Eta
Verantwortungsbewusstsein (Erwartung Patientinnen)	Korrelationskoeffizient Pearson
Verantwortungsbewusstsein (Erwartungen Kollegen/Kolleginnen)	Korrelationskoeffizient Pearson
Verantwortungsbewusstsein (eigener Anspruch)	Korrelationskoeffizient Pearson
Wertschätzung	Korrelationskoeffizient Pearson

unabhängige Variable	**abhängige Variable** **1. Stresserhebung PSQ20** **2. Belastungswahrnehmung**
Selbstwirksamkeitserwartung (private Pflichten)	Korrelationskoeffizient Pearson
Selbstwirksamkeitserwartung (Belastung)	Korrelationskoeffizient Pearson
Sicherheit digitale Medien	Korrelationskoeffizient Pearson
Kontaktpersonen	Eta
Alter	Spearman-Rang-Korrelationskoeffizient
Arbeitsort Land/Stadt	Eta
Art der Selbstständigkeit	Eta
sonstige Anstellung	Eta
Leistungen	Eta
Kinder/Familienstand	Eta
feste Erreichbarkeitszeiten	Eta
Dauer der Freiberuflichkeit	Spearman-Rang-Korrelationskoeffizient
Arbeitszeit	Spearman-Rang-Korrelationskoeffizient
aufsuchende Betreuung	Korrelationskoeffizient Pearson
Erreichbarkeitszeiten	Eta
Bildung	Spearman-Rang-Korrelationskoeffizient
Bezahlung für Leistungen	Korrelationskoeffizient Pearson
Wissen (Stressfaktoren)	Korrelationskoeffizient Pearson
Wissen (Belastung)	Eta
Häufigkeit der Kontakte	Spearman-Rang-Korrelationskoeffizient

Das folgende Teilkapitel zeigt die Lage- und Streuungsmaße der Untersuchungsergebnisse auf.

2.2 Ergebnisse der deskriptiven Analyse

Im Folgenden werden die Resultate der quantitativen Fragebogenerhebung dargestellt. Neben einer Beschreibung des Rücklaufs und des Umgangs mit fehlerhaften Daten umfassen die folgenden Kapitel die deskriptive Analyse der Erhebung.

Der Bearbeitungszeitraum für die Teilnehmenden betrug zwei Wochen ab Befragungsstart und fand im Zeitraum vom 15.08.2022 bis einschließlich 28.08.2022 statt. Dafür wurden knapp 12.000 Hebammen per E-Mail angeschrieben, ergänzend dazu wurde eine Anfrage an den Bundesverband und die Landesverbände des deutschen Hebammenverbands zur Weiterleitung an die Mitglieder gestellt. In der Auswertung sind die Pre-Test-Daten nicht enthalten, um Verzerrungen der Ergebnisse zu vermeiden. In diesem Zeitraum wurde der Fragebogen 2.815 mal aufgerufen. Diese Zahl enthält doppelte und versehentliche Aufrufe und Teilnehmende, die ausschließlich die Informationsseite zu Beginn der Erhebung öffneten. Von diesen Aufrufen bearbeiteten 2.168 freiwillige Teilnehmende den Fragebogen, von denen wiederum 2.003 den Fragebogen vollständig bearbeiteten. Aufgrund der Versendung der E-Mails in drei Zyklen ist der Rücklauf in den ersten drei Befragungstagen am höchsten und flacht anschließend ab.

Bei 2.168 begonnenen Erhebungen und 2.003 vollständigen Datensätzen ergibt sich eine Beendigungsquote von 92,4 %. Bei Berücksichtigung der gesamten Aufrufe beendeten 71,1 % den Fragebogen. Dabei ist der letztgenannte Indikator weniger aussagekräftig, da nicht jeder Teilnehmende beim ersten Aufruf an der Befragung teilnahm, sondern zu einem anderen Zeitpunkt erneut aufrufen und ausfüllen konnte. Zur Vermeidung von Verzerrungen schließt die Auswertung die 165 inkompletten Datensätze aus.

Bei 18.118 freiberuflichen Hebammen (Stand 2021) entsprechen 2.003 komplette Datensätze einer Rücklaufquote von 11,1 %. Diese liegt unter der mittels zufälliger Stichprobe erreichten Pre-Test-Quote von 15,1 %. Ein Grund dafür könnte sein, dass die knapp 6.000 nicht über den direkten E-Mail-Kontakt erreichten Hebammen schlechter erreicht wurden und die Rücklaufquote damit gesenkt wurde. Somit ist anzunehmen, dass ein

Großteil der Rückmeldungen über die persönliche Kontaktierung via E-Mail erfolgte. Diese These wird gestützt, legt man die 11.595 Hebammen, die via E-Mail-Kontakt erreicht wurden, zur Berechnung der Rücklaufquote zugrunde. Diese Rücklaufquote nähert sich mit 16,8 % der erwarteten Rücklaufquote auf Grundlage der Datenbasis des Pre-Tests an. Die Weiterleitung der Forschungsanfrage über die Landesverbände ist nicht nachprüfbar, sodass die Aussagekraft der Rücklaufquote jedoch nicht eindeutig ist.

Neben der Selektion gültiger Fälle über die Vollständigkeit des Datensatzes ist der Relative-Speed-Index ein Indikator, der eine Aussage zur Qualität der Antworten gibt. Dieser liegt wie im Pre-Test bei einem Cut-off-Wert von 2,0 (vgl. Leiner, 2019, S. 242). Höhere Werte legen eine fehlende Auseinandersetzung mit den Fragen nahe. Kein vollständiger Datensatz überschreitet diese Grenze. Ein Ausschluss aufgrund dieses Kriteriums ist nicht notwendig.

Die Bearbeitung des Fragebogens dauerte im Mittel 8:53 Minuten mit einer Standardabweichung von 3:24 Minuten. Damit entspricht die Bearbeitungsdauer der im Anschreiben definierten Zeit von circa zehn Minuten.

Mit den korrigierten Datensätzen erfolgt die statistische Analyse über die exakt 2.000 selektierten Datensätze.

Die quantitative Fragebogenerhebung ermöglicht es, die Population der teilnehmenden freiberuflichen Hebammen mittels der erhobenen Daten über deskriptive Kennzahlen zu beschreiben. Neben einer Gesamtauswertung erfolgt die Auswertung der Ergebnisse anhand der Filterfrage, ob die **Erreichbarkeit in der arbeitsfreien Zeit** begrenzt wird oder nicht (Filterfrage 21).[6] Der Antwort entsprechend kann in eine Kontroll- und eine Expositionsgruppe aufgeteilt werden: Die Kontrollgruppe besteht aus freiberuflich tätigen Hebammen in Deutschland, die die Erreichbarkeit in ihrer arbeitsfreien Zeit einschränken. Die Expositionsgruppe umfasst alle freiberuflich tätigen Hebammen, die in ihrer arbeitsfreien Zeit für arbeitsbezogene Kontakte erreichbar sind. Die Befragung ergibt, dass von den teilnehmenden Hebammen 1.646 Hebammen (82,3 %) eine arbeitsbezogene erweiterte Er-

6 Die in Klammern gesetzten Fragen entsprechen der Nummerierung der einzelnen Fragen laut dem endgültigen Fragebogen in Anhang D.

reichbarkeit anbieten, und 354 Hebammen (17,7 %) begrenzen die Erreichbarkeit außerhalb der regulären Arbeitszeit für berufliche Belange. Diese Gruppeneinteilung bildet die Datenbasis für die Berechnung innerhalb der Kontroll- bzw. Expositionsgruppe und für die Signifikanzbestimmung auf Unterschiede in den Gruppen.

Je nach Skalenniveau des Items lassen sich verschiedene Kennzahlen berechnen, um den Datensatz zu beschreiben. Die Auswertung der unabhängigen Variablen erfolgt innerhalb der Ressourcenkategorien von Hobfoll (vgl. Buchwald/Hobfoll, 2004, S. 247 ff.; vgl. Kap. 2.2.1–2.2.4). Daran schließt sich die Auswertung der Belastungserhebung durch den PSQ20 und des Einzelitems einer belastenden Wirkung einer arbeitsbezogenen Erreichbarkeit (Frage 25 der Expositionsgruppe) und einer beruhigenden Wirkung durch fehlende Erreichbarkeit (Frage 24 der Kontrollgruppe) an (vgl. Kap. 2.2.5).

2.2.1 Auswertung der Bedingungsressourcen

Die Bedingungsressourcen nach Hobfoll umfassen die Rahmenbedingungen der Erreichbarkeit. Dazu zählen u. a. die familiäre Struktur, das Alter und das Leistungsportfolio.

Die absoluten Daten der **Altersstruktur** (Frage 3) in der Kontroll- und Expositionsgruppe werden in Abb. 2.1 dargestellt. Die Altersgruppe der unter 25-Jährigen und die der über 64-Jährigen ist unter den freiberuflichen Hebammen am geringsten vertreten. Der Mann-Whitney-U-Test für zwei unabhängige Datengruppen ermittelt Unterschiede zwischen Expositionsgruppe und Kontrollgruppe für ordinalskalierte Daten. Die Nullhypothese besagt, dass kein signifikanter Unterschied zwischen den Gruppen besteht. Die Alternativhypothese geht von einem Unterschied zwischen den Gruppen aus und wird angenommen, wenn die Signifikanz unter 0,05 liegt (vgl. Döring/Bortz, 2016e, S. 705 ff.). Ein Vergleich der beiden Gruppen über den Mann-Whitney U-Test ergibt eine Signifikanz von 0,130. In der Altersstruktur unterscheiden sich die Expositions- und die Kontrollgruppe nicht signifikant voneinander.

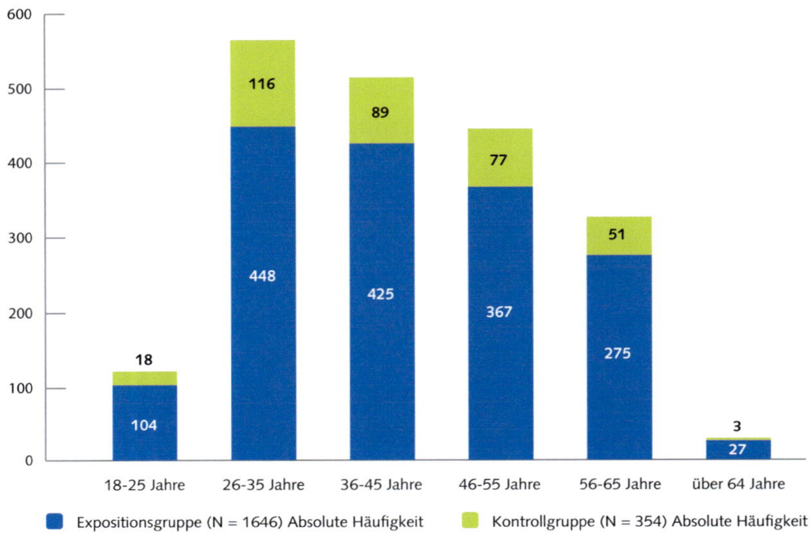

Abb. 2.1: Altersstruktur der Expositions- und der Kontrollgruppe

Zu den erhobenen demografischen Daten gehört auch der **Bildungsabschluss** (Frage 5), der keinen signifikanten Unterschied zwischen der Expositions- und der Kontrollgruppe ableiten lässt (p: 0,215 Mann-Whitney-U; vgl. Döring/Bortz, 2016e, S. 705 ff.). Aufgrund der geringen Unterschiede zwischen den Ergebnissen in den Gruppen zeigt das Kreisdiagramm in Abb. 2.2 die Anteile der Antworten an der Gesamtpopulation.

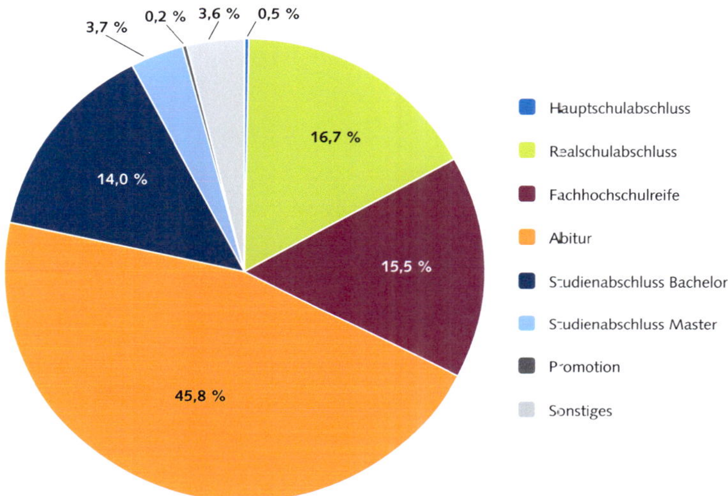

Abb. 2.2: Zusammensetzung der gesamten Teilnehmenden der Befragung hinsichtlich des Bildungsabschlusses in Prozent (N = 2.000)

Die wenigsten Hebammen geben einen Hauptschulabschluss (0,5 %), einen Masterabschluss (3,7 %) und eine Promotion (0,2 %) an, wohingegen der Großteil ein Abitur als Bildungsabschluss hat (45,8 %). Unter „Sonstiges" nannten die Teilnehmenden am häufigsten Diplom- oder Magisterabschlüsse.

Hinsichtlich des **Arbeitsorts** (Frage 4) auf dem Land oder in der Stadt unterscheiden sich die Gruppen signifikant (Chi-Quadrat-Test p = 0,034; Cramer's V: 0,06 kleiner Effekt; vgl. Eckstein, 2016, S. 179; Döring/Bortz, 2016e, S. 705 ff.). In der Expositionsgruppe arbeiten 49,8 % im städtischen und 45 % im ländlichen Gebiet. In der Kontrollgruppe arbeiten mit 57,3 % mehr Hebammen im städtischen Gebiet. 37,9 % der Hebammen der Kontrollgruppe arbeiten im ländlichen Gebiet. Mit 4,8 % in der Kontrollgruppe und 5,2 % in der Expositionsgruppe werden sonstige Orte angegeben. Die Freitexteingabe ermittelt hierfür die Begründung, dass beides zutrifft.

Drei Viertel der befragten Hebammen sind **soloselbstständig** (75 %), wohingegen die restlichen Hebammen in einem **Praxisteam** (16 %) tätig sind oder über das Freitextfeld angaben, in unterschiedlich stark gewichteten Mischformen organisiert zu sein (9 %) (Frage 9). Für dieses Item bestehen signifikante Unterschiede (Chi-Quadrat-Test p: 0,0001; Cramer's V: 0,1 kleiner Effekt; vgl. Eckstein, 2016, S. 179; Döring/Bortz, 2016e, S. 705 ff.) zwischen der Expositionsgruppe und der Kontrollgruppe, wobei die Kontrollgruppe mit 67,5 % seltener soloselbstständig organisiert ist. Die Mischformen sind mit 9 % gleich häufig. Bezüglich der Erreichbarkeitsgestaltung im Praxisteam bestehen zwischen den Gruppen keine signifikanten Unterschiede (Chi-Quadrat-Test p: 0,245; Cramer's V: 0,07 kleiner Effekt; vgl. Eckstein, 2016, S. 179; Döring/Bortz, 2016e, S. 705 ff.), wobei mit 61,6 % in der Expositionsgruppe und 54,2 % in der Kontrollgruppe keine **Teamabsprachen** (Filterfrage bei Angabe „Praxisteam" zu Frage 9) zur gemeinsamen Organisierung einer Erreichbarkeit außerhalb der Arbeitstätigkeit erfolgen.

Mit 0,001 im Chi-Quadrat-Test (Cramer's V: 0,07 kleiner Effekt; vgl. Eckstein, 2016, S. 179; Döring/Bortz, 2016e, S. 705 ff.) unterscheiden sich die Gruppen hinsichtlich des **Nebenerwerbs** (Frage 8). Während in der Expositionsgruppe 33,6 % einer angestellten Tätigkeit neben der Freiberuflichkeit nachgehen, sind dies mit 24,6 % in der Kontrollgruppe 9 % weniger.

Über 30 % der befragten Hebammen bieten als **Leistungen** (Frage 7) eine Betreuung in der Schwangerschaft und weitere 30 % im Wochenbett an. Knapp 19 % bieten Kurse und 8,1 % Geburtshilfe an. Die restlichen Angaben entfallen auf weitere Leistungen. Da die über das Freitextfeld genannten jedoch keine regulären Tätigkeiten entsprechend dem Leistungskatalog des GKV-Spitzenverbands (vgl. Kap. 1.1) darstellen, sondern es sich um Leistungen handelt, die einer Zusatzqualifikation bedürfen, werden diese nicht gesondert betrachtet. Mit einer Signifikanz von über 0,05 für alle Antwortkategorien durch den Chi-Quadrat-Test (Betreuung in der Schwangerschaft p: 0,593, Cramer's V 0,01; Geburtshilfe p: 0,944, Cramer's V 0,001; Betreuung nach der Geburt p: 0,068, Cramer's V 0,04; Kurse p: 0,501, Cramer's V 0,02; Freitexteingabe p: 0,106; Cramer's V 0,04) unterscheiden sich die Expositions- und die Kontrollgruppe im Hinblick auf ihr Leistungsangebot nicht signifikant (vgl. Eckstein, 2016, S. 179; Döring/Bortz, 2016e, S. 705 ff.).

Während die Expositionsgruppe danach befragt wurde, welche **Personengruppen** durch die arbeitsbedingte erweiterte Erreichbarkeit **eingeschränkt** werden (Frage 27 der Expositionsgruppe), wurde die Kontrollgruppe danach befragt, welche **Personengruppen** sie durch eine fehlende arbeitsbezogene erweiterte Erreichbarkeit **schützen** wollen (Frage 25 der Kontrollgruppe). Tabelle 2.2 zeigt die Ergebnisse.

Tab. 2.2: Deskriptive Auswertung belasteter Personen durch eine arbeitsbezogene erweiterte Erreichbarkeit in der Expositionsgruppe und Personen, die aufgrund der Abgrenzung geschützt werden sollen, in der Kontrollgruppe

	Expositionsgruppe (N=3447)		Kontrollgruppe (N=917)	
	absolute Häufigkeit	relative Häufigkeit	absolute Häufigkeit	relative Häufigkeit
Partner	1250	36,30 %	253	27,60 %
Kinder	949	27,50 %	196	21,40 %
Verwandte	343	10,00 %	46	5,00 %
Pflege-/Betreuungspersonen	35	1,00 %	7	0,80 %
Freunde/Bekannte	740	21,50 %	93	10,10 %
mich selbst			309	33,70 %
Sonstiges	130	3,70 %	13	1,40 %

In beiden Gruppen wurden der Partner und die Kinder am häufigsten genannt. Noch häufiger wurde in der Kontrollgruppe der Schutz der eigenen Gesundheit mit 33,7 % genannt. Eine vergleichbare Antwort ist für die Expositionsgruppe nur über das Freitextfeld möglich und kommt mit 0,2 % deutlich seltener vor. Weitere Antworten, die über das Freitextfeld genannt wurden, sind die Belastung von Haustieren (0,2 %) und die Angabe, dass niemand belastet ist (2,8 %).

Unter der **Dauer der Freiberuflichkeit** (Frage 2) versteht sich die Berufserfahrung in Jahren, also wie lange die Hebamme bereits freiberuflich tätig ist. Diese unterscheidet sich in den beiden aufgrund der Frage 21 eingeteilten Gruppen nicht signifikant voneinander (Mann-Whitney-U p: 0,187; vgl.

Döring/Bortz, 2016e, S. 705 ff.). Die Häufigkeitsverteilung für den gesamten Datensatz bildet Abb. 2.3 ab.

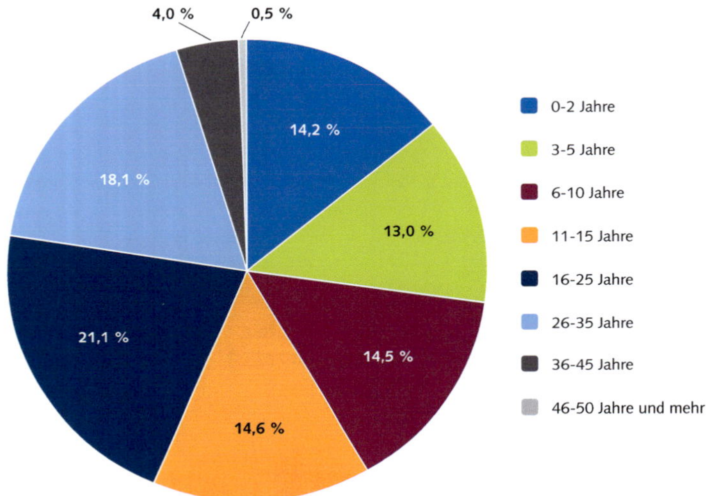

Abb. 2.3: Zusammensetzung der gesamten Teilnehmenden der Befragung hinsichtlich der Dauer der freiberuflichen Tätigkeit in Prozent (N = 2.000)

Wie in der Dauer der Freiberuflichkeit unterscheiden sich die Gruppen nicht signifikant in Bezug auf die **wöchentliche Arbeitszeit** (Frage 6) (Signifikanzwert von 0,173 im Mann-Whitney-U-Test). Nahezu zwei Drittel der Befragungsteilnehmenden arbeiten mehr als 20 Stunden pro Woche, wie das Kreisdiagramm in Abb. 2.4 zeigt.

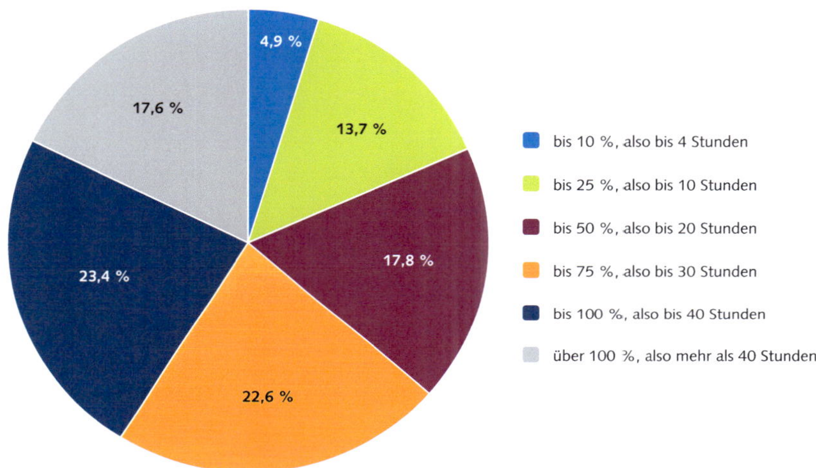

Abb. 2.4: Zusammensetzung der gesamten Teilnehmenden der Befragung hinsichtlich der wöchentlichen Arbeitszeit in Prozent (N = 2.000)

Die Belastungsempfindung kann neben den genannten Rahmenbedingungen der arbeitsbezogenen erweiterten Erreichbarkeit davon abhängig sein, ob auf den Kontakt folgend eine länger andauernde Behandlung in den Räumlichkeiten einer Hebammenpraxis oder bei den Familien zu Hause und somit ein **Ortswechsel** (Frage 28 der Expositionsgruppe) notwendig ist. Dies ist nur für die Hebammen relevant, die außerhalb der Arbeitsdomäne erreichbar sind. Daher ist die Frage 28 nach der Notwendigkeit eines Ortswechsels innerhalb der arbeitsbedingten erweiterten Erreichbarkeit der Expositionsgruppe vorbehalten. 44,1 % geben an, dass eher selten ein Ortswechsel notwendig ist, 25,7 % gaben hingegen an, dass ein Ortswechsel notwendig sei.

Die **Erreichbarkeitszeiten** (Frage 19) von Expositions- und Kontrollgruppe unterscheiden sich signifikant voneinander. Während in der Expositionsgruppe außerhalb der regulären Arbeitszeit, am Wochenende und Feiertagen sowie im Urlaub eine Erreichbarkeit gewährleistet ist, ist die Kontrollgruppe überwiegend in den regulären Arbeitszeiten erreichbar.

Außerdem wurde die **Häufigkeit der Kontakte** (Frage 22 der Expositionsgruppe) in der Expositionsgruppe erhoben, die während einer Arbeitswoche außerhalb der regulären Arbeitszeit erfolgen. Die Ergebnisse zeigen, dass freiberufliche Hebammen häufig in ihrer Freizeit kontaktiert werden. 42,8 % der Hebammen werden drei- bis viermal pro Woche, 38,6 % sogar ein- oder mehrmals am Tag kontaktiert.

Es wurde außerdem erhoben, welche **Personengruppen** außerhalb der regulären Arbeitszeiten am häufigsten **Kontakt** zur Hebamme **aufnehmen** (Frage 26 der Expositionsgruppe). Mit 90,8 % (absolute Häufigkeit: 1.495) kontaktieren die betreuten Frauen die Hebamme am häufigsten. Die Kontaktaufnahme durch Kolleginnen und Kollegen ist mit 7,3 % (absolute Häufigkeit: 120) die zweithäufigste Antwort. Nur elf Hebammen (0,7 %) gaben an, am häufigsten von den Angehörigen der zu betreuenden Frauen kontaktiert zu werden. Die verbleibenden 1,2 % sind andere Kontaktpersonen, wobei über das Freitextfeld Betreuungsanfragen oder eine Kombination der Antwortmöglichkeiten identifiziert werden konnten.

Nach der Ergebnisdarstellung der Bedingungsressourcen umfasst das nächste Kapitel die personellen Ressourcen entsprechend der Ressourcenkategorie nach Hobfoll. Diese befassen sich u. a. mit der intrinsischen Motivation und den inneren Einflussfaktoren (vgl. Buchwald/Hobfoll, 2004, S. 247 ff.).

2.2.2 Auswertung der personalen Ressourcen

Zu den personalen Ressourcen zählen das Verantwortungsbewusstsein inklusive der sozialen Verantwortung und der Erwartungen an die Erreichbarkeitsgestaltung sowie die Gründe für die arbeitsbezogene erweiterte Erreichbarkeit. Die Wertschätzung und die Selbstwirksamkeitserwartung sowie die Medienkompetenz sind weitere Merkmale für diese Kategorie.

Hinsichtlich des Verantwortungsbewusstseins sind die **Gründe für oder gegen eine arbeitsbezogene erweiterte Erreichbarkeit** (Frage 23 der Expositionsgruppe, Frage 22 der Kontrollgruppe) relevant. Tabelle 2.3 führt Gründe für eine arbeitsbezogene erweiterte Erreichbarkeit (Frage 23 der

Expositionsgruppe) auf und gibt an, wie viele Teilnehmende der Expositionsgruppe diesen Aussagen zustimmen (absolute Häufigkeit). Die relative Häufigkeit bezieht sich auf die Gesamtnennungen der Expositionsgruppe. Die Teilnehmenden konnten beliebig viele Gründe als zutreffend auswählen sowie weitere Gründe in einem Freitextfeld ergänzen. Am häufigsten wurde der Wunsch nach Patientensicherheit ausgewählt (33,6 %), weitere 17,8 % vermuten eine entsprechende Erwartungshaltung seitens der betreuten Frauen bzw. Familien und 17,6 % erhoffen sich ein besseres Outcome durch eine schnelle Erreichbarkeit. Die über das Freitextfeld genannten Gründe reichen von einer Pflicht durch Rufbereitschaft über den Verweis auf die nicht hinterfragte Gestaltung (Berufsethos) und den Hinweis auf die fehlenden Arbeitszeiten bei Hebammen bis hin zu fehlender Vertretungsregelung und der simultanen Nutzung des privaten Handys für arbeitsbezogene Anfragen. Als weitere Begründungen nennen die Hebammen den Flexibilitätsgewinn, fehlendes Wissen über gesetzliche Anforderungen und fehlende technische Voraussetzungen, z. B., weil kein Arbeitshandy zur Verfügung steht.

Tab. 2.3: Gründe für die arbeitsbezogene erweiterte Erreichbarkeit in der Expositionsgruppe

Gründe für eine arbeitsbezogene erweiterte Erreichbarkeit	absolute Häufigkeit	relative Häufigkeit
Ich glaube, das wird von mir erwartet (z. B. von betreuten Frauen/Familien).	586	17,80 %
Es ist mir wichtig, erreichbar zu sein (z. B. besseres Gefühl, wenn ich erreichbar bin).	622	18,90 %
Weil meine Kolleginnen auch erreichbar sind.	172	5,20 %
Ich möchte den betreuten Frauen/Familien die Sicherheit geben, im Notfall jemanden erreichen zu können.	1106	33,60 %
Ich erwarte mir ein besseres Outcome, wenn ich direkt erreichbar bin.	579	17,60 %

Gründe für eine arbeitsbezogene erweiterte Erreichbarkeit	absolute Häufigkeit	relative Häufigkeit
Sonstiges	227	6,90 %
Gesamt	**3292**	**100 %**

Die Gründe gegen eine arbeitsbezogene erweiterte Erreichbarkeit (Frage 22 der Kontrollgruppe) gibt die Kontrollgruppe wie in Tab. 2.4 dargestellt an. Der Schutz der eigenen Freizeitdomäne steht mit 69,2 % der Antworten im Fokus. Gründe, die unter „Sonstiges" genannt wurden, lassen sich unter Detachment und Stressvermeidung sowie dem Gerechtigkeitsstreben im Vergleich zu anderen Heilberufen zusammenfassen. Der Schutz der Familie ist ein weiterer Grund, nicht für arbeitsbezogene Anfragen außerhalb der definierten Arbeitszeit erreichbar zu sein.

Tab. 2.4: Gründe gegen eine arbeitsbezogene erweiterte Erreichbarkeit der Kontrollgruppe

Gründe gegen eine arbeitsbezogene erweiterte Erreichbarkeit	absolute Häufigkeit	relative Häufigkeit
Ich möchte in meiner Freizeit uneingeschränkt sein.	287	69,20 %
Es ist mir nicht wichtig, erreichbar zu sein.	26	6,30 %
Sonstiges	102	24,50 %
Gesamt	**415**	**100 %**

Die weiteren Fragen in der Kategorie personaler Ressourcen, die das **Verantwortungsbewusstsein** (Fragen 14, 15 und 16), die **Wertschätzung** durch die Familien (Frage 30 der Expositionsgruppe; Frage 26 der Kontrollgruppe), die **Selbstwirksamkeitserwartung** (Frage 17; Frage 25 der Expositionsgruppe und Frage 24 der Kontrollgruppe) und die **Sicherheit im Umgang mit digitalen Medien** (Frage 12) betreffen, sind intervallskalierte Skalen zur Selbsteinschätzung („trifft überhaupt nicht zu" bis „trifft völlig zu").

Die Auswertung ermöglicht die Darstellung über die Kennzahlen Mittelwert, Median, Standardabweichung, Spannweite und Varianz. Die fehlenden Werte bei den Filterfragen entsprechen der Einteilung nach der

Expositions- und Kontrollgruppe. Die teilnehmenden Hebammen der Expositionsgruppe gehen eher davon aus, dass die betreuten Familien eine ständige Erreichbarkeit erwarten (Frage 14), diese tendenziell aber auch wertgeschätzt wird (Frage 30 der Expositionsgruppe). Betrachtet man jedoch nur die Kontrollgruppe, so wird hier genauso stark davon ausgegangen, dass die fehlende Erreichbarkeit durch die betreuten Familien akzeptiert wird (Frage 26 der Kontrollgruppe). Zudem erachten die teilnehmenden Hebammen der Expositionsgruppe es als notwendig, erreichbar zu sein, um ihre Arbeitsleistung zu erbringen (Frage 16). Die Hebammen der Expositionsgruppe bestätigen tendenziell eher eine Belastungsempfindung durch die Erreichbarkeit (Frage 25 der Expositionsgruppe), wohingegen die Kontrollgruppe einer beruhigenden Wirkung eher zustimmt (Frage 24 der Kontrollgruppe). Im Umgang mit digitalen Medien bestätigen die Hebammen das Gefühl einer Sicherheit (Frage 12). Der Behauptung, dass die Erreichbarkeit durch Kolleginnen und Kollegen erwartet wird, stimmen die Hebammen eher nicht zu (Fragen 15), wobei dies vermehrt von den Hebammen der Kontrollgruppe angegeben wird. Die Erreichbarkeit hilft im Mittelwert ebenfalls nicht bei der Vereinbarkeit von familiären und beruflichen Anforderungen (Frage 17). Dieses Ergebnis ist unabhängig von Expositions- und Kontrollgruppe. Die Standardabweichung variiert je nach Item zwischen 0,88 und 1,28 im gesamten Datensatz der personalen Ressourcen.

Die visuellen Analysen über Q-Q-Plots der Items ergeben Normalverteilungen für die Erwartungshaltung der Familien und Kolleginnen/Kollegen, die Notwendigkeitsempfindung einer Erreichbarkeit sowie die Flexibilität und die Sicherheit im Umgang mit digitalen Medien. Im Vergleich zur Normalverteilung gibt der Kennwert „Schiefe" bei positiven Werten eine rechtsschiefe-linkssteile Verteilung im Vergleich zur Normalverteilung an (vgl. Grimmer, 2014, S. 53, 135). Diese ist für die Erwartungshaltung der Kolleginnen und Kollegen (0,17), die Koordination von Arbeit und Freizeit (0,07) und die Belastungsempfindung (0,15) gegeben. Bei negativen Werten handelt es sich um eine linksschiefe-rechtssteile Verteilung, die bei der Erwartungshaltung der betreuten Familien (-0,29), der Notwendigkeitsempfindung zur verbesserten Arbeitsbewältigung (-0,15), der Wertschätzung einer Erreichbarkeit durch die betreuten Familien (-0,35), Akzeptanz einer fehlenden Erreichbarkeit (-0,75), einem beruhigenden Gefühl einer fehlenden Erreichbarkeit (-0,91) und der Sicherheit im Umgang mit digitalen Medien (-0,35) vorliegt. Positive Kurtosis-Werte geben an, dass die Verteilung der Ergebnisse steiler als eine Normalverteilung und bei negativen Werten abgeflachter ist (vgl. Grimmer, 2014, S. 53, 135). Die Normalverteilung ist steiler für die Frage nach der Akzeptanz fehlender Erreichbarkeit (0,48) sowie für die Frage nach dem beruhigenden Gefühl fehlender Erreichbarkeit (0,3), wobei für die restlichen Items mit Werten zwischen -1,05 und -0,3 ein abgeflachter Verlauf vorliegt. Die Ergebnisse der Kontroll- und Expositionsgruppe weisen zu diesen Daten kaum Streuungsunterschiede auf.

Für die Items bezüglich der Erwartungshaltung der Familien und Kolleginnen/Kollegen, der Notwendigkeitsempfindung einer Erreichbarkeit, der Flexibilität und der Sicherheit im Umgang mit digitalen Medien lassen sich Gruppenunterschiede berechnen. Dies gilt für die restlichen Items der personalen Ressourcen aufgrund der unterschiedlichen Fragen in Expositions- und Kontrollgruppe nicht.

Da die Gleichheit der Varianzen nicht für die Erwartung der Frauen angenommen werden kann (Levene-Test Signifikanz: 0,025), wird hierfür der Unterschied mit dem Welch-Test für die restlichen Items über einen t-Test bestimmt. Für alle Items besteht ein signifikanter Unterschied zwischen der Expositions- und der Kontrollgruppe (vgl. Kuhlmei, 2020, S. 181 ff.; Döring/Bortz, 2016e, S. 705 ff.).

Neben den personalen Ressourcen und den Bedingungsressourcen umfasst der Fragebogen Items zu Objektressourcen. Diese beinhalten materielle Hilfsmittel zur Ressourcenerhaltung. Die Ergebnisse beschreibt das folgende Kapitel.

2.2.3 Auswertung der Objektressourcen

Zu den Objektressourcen nach Hobfoll zählen das Vorhandensein eines mobilen Endgeräts für berufliche Anfragen (Frage 10), die Regelung der Erreichbarkeit außerhalb der Arbeitszeit über einen Behandlungsvertrag

(Frage 18) und der genutzte Kommunikationsweg (Frage 20). Die Skalenniveaus dieser Fragen begründen die Auswertung der Ergebnisse über die absolute und relative Häufigkeit sowie den Modus. Der Modalwert entspricht der häufigsten Antwortauswahl (vgl. Döring/Bortz, 2016d, S. 238).

Mit 1.288 Hebammen (64,4 % relative Häufigkeit) gab der Großteil der freiberuflich tätigen Hebammen an, ein **mobiles Endgerät** (Frage 10) für arbeitsbezogene Anfragen zu besitzen. Davon sind 1.025 (62,3 % relative Häufigkeit) der Expositionsgruppe und weitere 263 (74,3 % relative Häufigkeit) der Kontrollgruppe zuzuordnen. Die restlichen 712 Hebammen (35,6 % relative Häufigkeit) nutzen ihr privates Endgerät für berufliche Zwecke, davon 621 Hebammen aus der Expositionsgruppe (37,7 % relative Häufigkeit) und 91 aus der Kontrollgruppe (25,7 % relative Häufigkeit). Ein Chi-Quadrat-Test zwischen den Gruppen ergibt einen p-Wert von 0,0001. Die Nullhypothese besagt, dass beide Gruppen sich nicht unterscheiden. Diese wird verworfen und eine Unterscheidung angenommen. Cramer's V beträgt 0,1. Dies entspricht einem kleinen Effekt (vgl. Döring/Bortz, 2016e, S. 705 ff.; Eckstein, 2016, S. 179).

Über einen **Behandlungsvertrag** (Frage 18) definieren 1.368 freiberufliche Hebammen (68,4% relative Häufigkeit) ihre Erreichbarkeitszeiten. 631 freiberufliche Hebammen (31,6 % relative Häufigkeit) legen darin keine vertraglichen Regelungen über die Erreichbarkeit fest. Eine Hebamme enthielt sich der Antwort. Analysen der Expositionsgruppe zeigen, dass 64,9 % (1.068 Hebammen) ihre Erreichbarkeit über einen Behandlungsvertrag fixieren, wohingegen 35,1 % (621 Hebammen) dies nicht tun. In der Kontrollgruppe nutzen 84,7 % einen Behandlungsvertrag (300 Hebammen), wohingegen 25,7 % (91 Hebammen) von dieser Option keinen Gebrauch machen. Die Chi-Quadrat-Analyse weist mit einem p-Wert von 0,001 einen signifikanten Unterschied zwischen den Gruppen nach. Mit Cramer's V von 0,16 entspricht der Unterschied einem kleinen Effekt (vgl. Döring/Bortz, 2016e, S. 705 ff.; Eckstein, 2016, S. 179).

Tabelle 2.5 verdeutlicht die genutzten **Kommunikationswege** (Frage 20), über die die Hebammen in ihrer arbeitsfreien Zeit kontaktiert werden. Die Tabelle schlüsselt die Ergebnisse nach Expositions- und Kontrollgruppe auf. Über Instantmessenger und SMS finden die häufigsten Kontakte statt. Damit haben asynchrone Kontaktwege den Vorzug gegenüber synchronen Anfragen. Über die Freitexteingabe wurden i. d. R. Kombinationen der Kommunikationswege genannt. Auch wenn die Freitexteingabe eindeutig einer Auswahlkategorie zuordenbare Antworten enthält, erfolgt keine nachträgliche Veränderung der Eingruppierung, um Verzerrungen bei der folgenden Korrelationsanalyse zu vermeiden. Mit einem p-Wert von 0,001 besteht ein signifikanter Unterschied zwischen der Expositions- und Kontrollgruppe mittels Chi-Quadrat-Analyse (Cramer's V von 0,12 entspricht einem kleinem Effekt; vgl. Eckstein, 2016, 179; Döring/Bortz, 2016e, S. 705 ff.). Während bei der Expositionsgruppe mit 46,3 % die häufigsten Kontakte über Instantmessenger erfolgen, sind SMS-Kontakte mit 35 % in der Kontrollgruppe am häufigsten.

Tab. 2.5: Deskriptive Auswertung der Kommunikationsmittel zur Kontaktaufnahme mit der freiberuflichen Hebamme aufgeteilt nach Expositions- und Kontrollgruppe

	absolute Häufigkeit			relative Häufigkeit		
	Gesamt	Expositions-gruppe	Kontroll-gruppe	Gesamt	Expositions-gruppe	Kontroll-gruppe
Telefon	367	306	61	18,40 %	18,60 %	17,20 %
SMS	552	428	124	27,60 %	26,00 %	35,00 %
E-Mail	177	119	58	8,90 %	7,20 %	16,40%
soziale Netzwerke	10	10	0	0,50 %	0,60 %	0,00 %
Instant-messenger	866	761	105	43,30 %	46,30 %	29,70 %
andere	28	22	6	1,30 %	1,30 %	1,70 %
Gesamt	**2000**	**1646**	**354**	**100,00 %**	**100,00 %**	**100,00 %**

Nach der Auswertung der Objektressourcen folgt die Auswertung der Energieressourcen, die den Erwerb neuer und den Erhalt bestehender Ressourcen umfasst (vgl. Buchwald/Hobfoll, 2004, S. 247 ff.).

2.2.4 Auswertung der Energieressourcen

Unter den Energieressourcen subsumiert Hobfoll materielle wie immaterielle Güter, die der Vermehrung von Ressourcen dienen (vgl. Buchwald/ Hobfoll, 2004, S. 247 ff.). Dazu zählen für die vorliegende Studie die Bezahlung der Leistung und das Wissen über stressauslösende Faktoren im Sinne von *Health Literacy*. Während sich die Kontroll- und die Expositionsgruppe in Bezug auf die Bezahlung nicht signifikant unterscheiden, sind die Angaben zum **Wissensstand** (Frage 11) signifikant unterschiedlich (p: 0,018 t-Test bei Normalverteilung; vgl. Kuhlmei, 2020, S. 181 ff.; Döring/Bortz, 2016e, S. 705 ff.). Die **Bezahlung** (Frage 13) empfinden die Hebammen tendenziell als zu gering. Hinsichtlich des Wissens um stressauslösende Faktoren gibt der Großteil der Hebammen in beiden Gruppen an, eher über Wissen zu verfügen.

Die Erreichbarkeit wird entsprechend dem theoretischen Hintergrund zur Work-Domain-Balance in verschiedenen Situationen als unterschiedlich belastend empfunden. Da die arbeitsfreien Domänen bei den nicht erreichbaren Hebammen nicht in Konflikt geraten, beantwortete nur die Expositionsgruppe diese Frage. Die Abb. 2.5 zeigt die **Zeiten, in denen die arbeitsbezogene erweiterte Erreichbarkeit am häufigsten als Belastung wahrgenommen wird** (Frage 29). In der Schlaf- und Erholungszeit, im Urlaub, an Feiertagen und im Feierabend ist die Belastungsempfindung am größten. 3,6 % der Hebammen empfinden keine Belastung durch die Erreichbarkeit. Das Freitextfeld nutzten die Hebammen, um näher auszuführen, dass eine Stärke der Belastungsempfindung von der Dringlichkeit der Anfragen abhängt. Zudem spezifizierten die Hebammen darin Gründe gegen eine belastende Wirkung durch die Erreichbarkeit. Dies gelingt beispielsweise über ein Arbeitstelefon oder feste Absprachen mit den betreuten Familien.

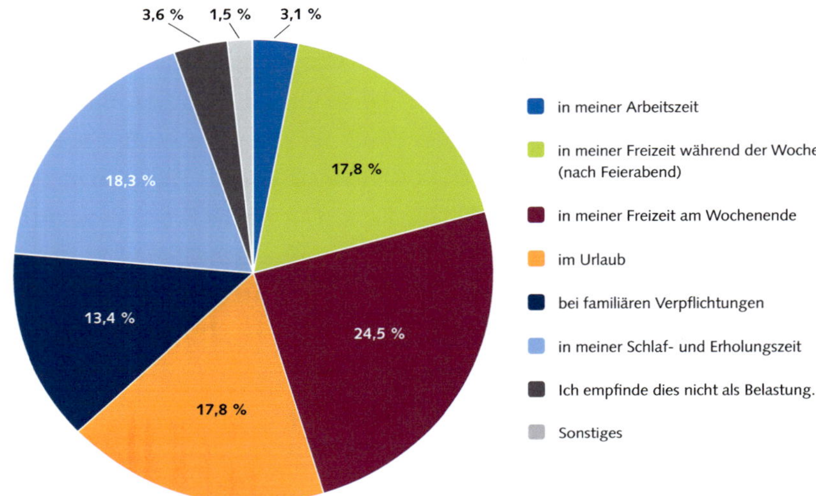

Abb. 2.5: Zusammensetzung der gesamten Antworten hinsichtlich Situationen, in denen ein Kontakt als Belastung wahrgenommen wird; Angabe in Prozent (N = 4.535 Antworten)

Das letzte Item (Frage 24 der Expositionsgruppe bzw. Frage 23 der Kontrollgruppe) fragt ab, ob die Hebammen den **Flexibilitätsgewinn** als positiv oder negativ empfinden. Mit über 99 % sehen dies beide Gruppen als Ressource an.

2.2.5 Auswertung der Erhebung der psychischen Belastung

Das folgende Kapitel stellt den Datensatz der abhängigen Variablen anhand der Erhebung der psychischen Belastung über die validierte psychometrische Skala PSQ20 vor. Zu diesem Instrument gehören die 20 Fragen am Ende des Fragebogens unter dem Reiter **Erhebung der psychischen Beanspruchung (PSQ20)**. Die vier Kategorien „Freude“, „Sorge“, „Anspannung“ und „Anforderung“ werden jeweils durch fünf Fragen erhoben. Zur Kategorie „Freude“ gehören die Fragen PSQ-07, PSQ-13, PSQ-17, PSQ-21 und PSQ-25. PSQ-09, PSQ-12, PSQ-15, PSQ-18 und PSQ-22 bilden die Berechnungsgrundlage für die Kategorie „Sorgen“ sowie PSQ-01, PSQ-10,

PSQ-14, PSQ-26 und PSQ27 für die „Anspannung". Die letzte Kategorie „Anforderungen" wird über die Fragen PSQ-02, PSQ-04, PSQ-16, PSQ-29 und PSQ-30 erhoben (vgl. Fliege et al., 2009). Die Zahlen der einzelnen Fragen entsprechen der ursprünglichen und ausführlicheren PSQ30-Skala. Da diese für die PSQ20-Skala um zehn Fragen gekürzt wurde, sind die Fragen nicht in numerischer Reihenfolge benannt, sondern orientieren sich an der Bezeichnung der ursprünglichen Skala (vgl. Levenstein et al., 1993, S. 19 f.). Die inverse Fragestellung macht vor der Auswertung eine Umkodierung der Wertelabels notwendig.

Da es sich bei diesem Erhebungsinstrument um eine allgemeine Skala zur Erfassung der psychischen Belastung handelt, wird ergänzend die Belastungsempfindung durch eine Erreichbarkeit in der Expositionsgruppe (Frage 25 der Expositionsgruppe) und die beruhigende Wirkung einer Einschränkung der Erreichbarkeit (Frage 24 der Kontrollgruppe) dargestellt.

Die Auswertung von Cronbach's Alpha über die 20 Items ergibt einen Wert von 0,94. Dies entspricht einer hohen internen Konsistenz (vgl. Taber, 2018, S. 1278). Die Integration des Items nach der Belastungsempfindung durch eine fehlende Erreichbarkeitseinschränkung (Frage 25 der Expositionsgruppe) verändert Cronbach's Alpha nicht. Dieses Item misst folglich ergänzend das selbst wahrgenommene Stressempfinden, sodass die Korrelationsanalyse, wie in Kap. 2.1.2 beschrieben, über den Zusammenhang zwischen den Ergebnissen des PSQ20 und separat mithilfe der Belastungsabfrage zu den einzelnen Faktoren der Erreichbarkeitsgestaltung erfolgt.

Für die Kontrollgruppe ergibt sich für die beruhigende Wirkung durch eine Einschränkung der Erreichbarkeit nach inverser Kodierung ein Cronbach's Alpha von 0,92. Dieses Item, das nach einer beruhigenden Wirkung fragt (Frage 21), eignet sich zur ergänzenden Berechnung weniger, ist aber noch als hoch reliabel einzustufen (vgl. Taber, 2018, S. 1278), sodass ergänzend zu den Werten des PSQ20 Zusammenhangsanalysen in der Kontrollgruppe über dieses Item erfolgen.

Die Auswertung der psychischen Belastung über die PSQ20-Skala erfolgt über die Vorgaben zur Skalenberechnung der Skalenentwickler. Dies ermöglicht eine Berechnung der gesamten Skala und ergänzend dazu der vier Kategorien Freude, Sorge, Anspannung und Anforderung. Während „Freude" ein protektiver Faktor für die Stressausbildung darstellt und die zur Verfügung stehende Lebensenergie ebenso umfasst wie u. a. Sicherheit und Freude an der eigenen Arbeit, beinhaltet die Kategorie „Sorgen" einen Stressor für die psychische Beanspruchung. Dazu zählen Zukunftsängste, Frustration und das Gefühl, zu vielen Aufgaben nicht gerecht zu werden. Unter der Subskala „Anspannung" sind innere Einflussfaktoren von mentaler Erschöpfung und Unruhe bis zu fehlenden Entspannungsmöglichkeiten zusammengefasst. Die Kategorie „Anforderung" beinhaltet Fragen rund um die Thematik Zeitmangel und Überlastung (vgl. Fliege et al., 2009).

Tabelle 2.6 zeigt die statistische Auswertung der ausgewerteten intervallskalierten PSQ20-Skala anhand der Kennzahlen Mittelwert, Median, Standardabweichung, Varianz, Spannweite, Minimalwerte und Maximalwerte an. Mit Ausnahme der Varianz können die statistischen Parameter Werte zwischen 0 und 100 annehmen. Für die Kategorien „Gesamtauswertung", „Sorgen", „Anspannung" und „Anforderungen" entsprechen höhere Werte einer größeren Belastung. Die inverse Kodierung in der Kategorie „Freude" bedeutet bei höheren Werten mehr Freude.

Tab. 2.6: Deskriptive Kennzahlen für die Auswertung der PSQ20-Erhebung unabhängig der Erreichbarkeitsgestaltung

	PSQ20 Gesamt	PSQ20 Sorgen	PSQ20 Anspannung	PSQ20 Freude	PSQ20 Anforderung
N gültige Fälle	1989	1996	1994	1992	1994
N fehlende Werte	11	4	6	8	6
Mittelwert	41,89	30,76	45,01	61,03	52,73
Median	41,67	26,67	46,67	60	53,33
Standardabweichung	18,72	20,27	22,64	21,62	21,4
Varianz	350,49	410,69	512,42	467,62	457,91

	PSQ20 Gesamt	PSQ20 Sorgen	PSQ20 Anspannung	PSQ20 Freude	PSQ20 Anforderung
Spannweite	96,67	100	100	93,33	100
Minimum	0	0	0	6,67	0
Maximum	96,67	100	100	100	100

Die Spannweite zeigt, dass die Angaben individuell stark variieren und nahezu die gesamte Wertemenge abdecken. Die Kategorie „Freude" bildet mit 61,03 den höchsten Mittelwert ab, wobei dies durch ihre Codierung einer positiven Tendenz entspricht. Das bedeutet, dass die teilnehmenden Hebammen angaben, tendenziell häufiger Freude an ihrer Arbeit zu haben und sich sicher fühlen. Von den weiteren Kategorien hat die Kategorie „Anforderung" den höchsten Mittelwert mit 52,73 und damit die größte negative Auswirkung auf die psychische Belastung innerhalb der untersuchten Zielgruppe. Hier geben die Hebammen folglich an, vermehrt unter Zeitmangel und Termindruck zu leiden. Die Standardabweichung zeigt mit nahezu 20 für alle Bereiche eine starke Streuung weg vom Mittelwert (vgl. Döring/Bortz, 2016e, S. 612 ff.).

Eine Aufschlüsselung nach der Expositionsgruppe und der Kontrollgruppe (vgl. Anhang E) ergibt nahezu identische Werte für die Streuungsparameter; die Mittelwerte liegen in der Kontrollgruppe mit Ausnahme der Kategorie „Freude" zwischen 1,86 und 4,15 unter den Mittelwerten der Expositionsgruppe.

In der Kategorie „Freude" ist ein um 1,7 geringerer Mittelwert für die Expositionsgruppe zu verzeichnen. Dies entspricht der negativen Tendenz in der Expositionsgruppe bei Beachtung der inversen Codierung für die Kategorie „Freude". Eine grafische und visuelle Auswertung der Kategorien „Gesamt", „Sorgen", „Anspannung", „Freude" und „Anforderungen" ergibt mittels Q-Q-Plots eine Normalverteilung (vgl. Döring/Bortz, 2016e, S. 623).

Eine Aufschlüsslung nach Hebammen, die in ihrer arbeitsfreien Zeit erreichbar sind oder nicht, ergibt ebenfalls visuell über Q-Q-Plots eine Normalverteilung (vgl. Döring/Bortz, 2016e, S. 623). Über den Levene-Test, bei dem die Nullhypothese von einer gleichen Varianz innerhalb der Gruppen ausgeht, ergibt sich kein signifikanter Unterschied zwischen den Varianzen der Gruppen (gesamt: 0,264; Sorgen: 0,602; Anspannung: 0,223; Freude: 0,291; Anforderung: 0,139) (vgl. Kuhlmei, 2020, S. 181 ff.).

Mit diesen Ergebnissen werden Gruppenunterschiede zwischen der Expositions- und der Kontrollgruppe über einen t-Test für unabhängige Stichproben ermittelt (vgl. Döring/Bortz, 2016e, S. 728). Diese Auswertung ergibt, dass sich die Ergebnisse der Gesamtauswertung und der Auswertung für die Anforderungen, zu denen der Termindruck und eine hohe Aufgabenbelastung zählen, signifikant zwischen den beiden Gruppen unterscheiden und ursächlich für die signifikanten Ergebnisse der Gesamtauswertung sind. Für die anderen Kategorien wird kein Unterschied festgestellt.

Für 31,2 % der Hebammen in der Expositionsgruppe stellt die arbeitsbezogene erweiterte Erreichbarkeit eine Belastung dar, bei weiteren 44,8 % trifft dies zum Teil zu. In der Kontrollgruppe geben 67,8 % eine beruhigende Wirkung durch die Abgrenzung und fehlende Erreichbarkeit an, für weitere 20,9 % besteht diese Wirkung zum Teil. Da die Frage in der Expositions- und Kontrollgruppe unterschiedlich ist, kann kein statistischer Unterschied zwischen den Ergebnissen dargestellt werden.

Neben der Vorstellung des Datensatzes über Lagemaße, Streuungsmaße und Unterschiede zwischen der Expositions- und Kontrollgruppe zeigt das anschließende Kapitel Zusammenhänge zwischen den Einzelitems und der Belastungsempfindung bzw. der Beruhigungsempfindung und den Ergebnissen der PSQ20-Erhebung. Die Expositions- und die Kontrollgruppe unterscheidet sich nicht signifikant hinsichtlich der Lageparameter in den soziodemografischen Daten wie dem Alter, dem Leistungsportfolio, der Dauer der Freiberuflichkeit, der wöchentlichen Arbeitszeit und dem Bildungsabschluss. Damit sind Verzerrungen durch den Unterschied in den Gruppen unwahrscheinlich. Außer für die Frage nach der Bezahlung wird für alle anderen Items, bei denen ein Gruppenvergleich möglich ist – inklusive der PSQ20-Erhebung –, ein signifikanter Unterschied nachgewiesen. Die wichtigsten Ergebnisse der deskriptiven Auswertung neben den genannten Gruppenunterschieden gibt Tab. 2.7 zusammenfassend wieder.

Tab. 2.7: Zusammenfassung der wichtigsten Ergebnisse der deskriptiven Auswertung

Item	Ergebnis
Arbeitshandy; Behandlungsverträge	– vermehrte Nutzung in der Kontrollgruppe
Form des Kontakts; Kontaktpersonen	– Fokus auf asynchrone Kontakte – zu 90,8 % Kontaktaufnahme durch betreute Frauen
Verantwortungsbewusstsein (Grund; Erwartung der betreuten Familien, Kollegen/Kolleginnen, eigener Anspruch, Wertschätzung)	– Schutz der Freizeit in der Kontrollgruppe – Verbesserung der Patientengesundheit; Druck durch gefühlte Erwartungshaltung der betreuten Familien und des sozialen Umfelds
Selbstwirksamkeitserwartung (private Pflichten, Flexibilitätsgewinn, Belastung)	– gefühlter Flexibilitätsgewinn als Ressource
Art der Selbstständigkeit	– Kontrollgruppe ist vermehrt in Praxisteams organisiert; über 50 % treffen darin keine Teamabsprachen zur Erreichbarkeitsgestaltung.
Leistungen	– Schwerpunkt auf Schwangerschafts- und Wochenbettbetreuung
von arbeitsbezogener erweiterter Erreichbarkeit betroffene bzw. durch deren Einschränkung zu schützende Personen	– Hebamme selbst, Partner/-in, Kinder
Erreichbarkeitszeiten	– 82,3 % der Hebammen bieten eine arbeitsbezogene erweiterte Erreichbarkeit an. – 17,7 % der Hebammen grenzen die Erreichbarkeitszeiten ein.
Arbeitszeit	– Zwei Drittel der Hebammen arbeiten mehr als 20 Stunden/Woche, davon 17,6 % mehr als 40 Stunden/Woche.
aufsuchende Betreuung	– Nach 25 % der Kontakte ist eine aufsuchende Betreuung im häuslichen Umfeld der Frau oder in den Praxisräumen der Hebamme notwendig.
Bezahlung für Leistungen	– wird als zu wenig empfunden

Item	Ergebnis
Häufigkeit der Kontakte	– 81,4 % verzeichnen mindestens drei Kontakte in der Woche.
belastende/beruhigende Wirkung	– 31,2 % der Expositionsgruppe empfinden Belastung durch Erreichbarkeit. – Für 67,8 % der Kontrollgruppe wirkt die Abgrenzung beruhigend.

Gruppenunterschiede sind auf verschiedene Abgrenzungsverhalten und Coping-Strategien zur arbeitsbezogenen erweiterten Erreichbarkeit zurückzuführen. Die Auswertung der Zusammenhänge der Einflussfaktoren auf das selbst wahrgenommene Stressempfinden in den einzelnen Gruppen ermöglicht im folgenden Kapitel eine differenzierte Auswertung und lässt anschließend in der Diskussion Rückschlüsse auf Einflussfaktoren zu.

2.3 Ergebnisse der explanativen Analyse

Dieses Kapitel beschäftigt sich mit der statistischen Auswertung der Ergebnisse der Onlinebefragung, um Zusammenhänge zwischen den abhängigen Variablen der psychischen Belastungserhebung über den PSQ20 und der in Kap. 2.1.2 definierten unabhängigen Variablen[7] festzustellen. Zur differenzierteren Untersuchung der Ergebnisse ergänzt neben der Korrelation der Gesamtauswertung des PSQ20 die Korrelationsanalyse mit den Unter-

7 Zur Erinnerung: Zu den unabhängigen Variablen zählen aus den **Bedingungsressourcen** die Altersstruktur (Frage 3), der Bildungsabschluss (Frage 5), der Arbeitsort (Frage 4), die Arbeitsorganisation (Frage 9), die Teambildung (Filterfrage bei Angabe „Praxisteam“ zu Frage 9), der Nebenerwerb (Frage 8), die angebotenen Leistungen (Frage 7), die von einer Erreichbarkeit betroffenen Personengruppen (Frage 27 der Expositionsgruppe), zu schützende Personengruppen durch Erreichbarkeitseinschränkung (Frage 25 der Kontrollgruppe), die Dauer der Freiberuflichkeit (Frage 2), die wöchentliche Arbeitszeit (Frage 6), ein auf einen Kontakt folgenden notwendigen Ortswechsel (Frage 28 der Expositionsgruppe), die Erreichbarkeitszeiten (Frage 19), die Häufigkeit der Kontakte (Frage 22 der Expositionsgruppe) und die Personengruppen, die Kontakt zur Hebamme aufnehmen (Frage 26 der Expositionsgruppe).
Unabhängige Variablen der **personalen Ressourcen** sind Gründe für oder gegen eine arbeitsbezogene erweiterte Erreichbarkeit (Frage 23 der Expositionsgruppe, Frage 22 der Kontrollgruppe) und die Einzelitems zum Verantwortungsbewusstsein (Frage 14, 15 und 16), zu der Wertschätzung durch die betreuten Familien (Frage 30 der Expositionsgruppe; Frage 26 der Kontrollgruppe), der Selbstwirksamkeitserwartung (Frage 17; Frage 25 der Expositionsgruppe und Frage 24 der Kontrollgruppe) und der Sicherheit im Umgang mit digitalen Medien (Frage 12).
Ein mobiles Endgerät für Arbeitsbelange (Frage 10), ein Behandlungsvertrag (Frage 18) und die genutzten Kommunikationswege (Frage 20) sind die unabhängigen Variablen der **Objektressourcen**.
Die **Energieressourcen** beinhalten die Variablen Wissensstand (Frage 11), Bezahlung (Frage 13), Zeiten, in denen die erweiterte arbeitsbezogene Erreichbarkeit am häufigsten als Belastung wahrgenommen wird (Frage 29), und Flexibilitätsgewinn (Frage 24 der Expositionsgruppe bzw. Frage 23 der Kontrollgruppe).

kategorien „Freude", „Sorgen", „Anspannung" und „Anforderungen" die Zusammenhangsauswertung.

Da es sich um eine allgemeine Skala zur psychischen Belastungserhebung handelt, erfolgt eine weitere Zusammenhangsauswertung jeweils zwischen den Variablen „Belastungsempfindung durch arbeitsbezogene erweiterte Erreichbarkeit" in der Expositionsgruppe beziehungsweise „der beruhigenden Wirkung fehlender Erreichbarkeit" in der Kontrollgruppe den unabhängigen Variablen. Dies ermöglicht es, die Faktoren eindeutiger zu identifizieren, die sich aufgrund der arbeitsbezogenen erweiterten Erreichbarkeit auf das selbst wahrgenommene Stressempfinden auswirken. Auf diesen Ergebnissen aufbauend werden im Anschluss an die Diskussion der Ergebnisse (vgl. Kap. 3.1) die Handlungsempfehlungen abgeleitet (vgl. Kap. 3.3).

Die Kennzahlen der bivariaten Korrelationsanalyse entsprechen aufgrund der korrelierten Skalenniveaus der Variablen den in Tab. 2.1 in Kap. 2.1.2 definierten Kennzahlen (vgl. Döring/Bortz, 2016e, S. 658). Da sowohl die abhängigen Variablen als auch die unabhängigen Variablen anhand visueller Analyse eine Normalverteilung aufweisen (vgl. Döring/Bortz, 2016e, S. 623), bleibt es für die Auswertung der Zusammenhangsmaße bei der Berechnung des Korrelationskoeffizienten nach Pearson für normalverteilte intervallskalierte Variablen (vgl. Döring/Bortz; 2016e, S. 677 ff.). Grundsätzlich gibt ein Zusammenhang keine Aussage zur kausalen Wirkungsrichtung.

Die Ergebnisse der Korrelationen zwischen den nominalskalierten Variablen und den intervallskalierten abhängigen Variablen des PSQ20 sowie den Unterkategorien des PSQ20 und der Belastungs- und Beruhigungsempfindung beruhen auf dem Kennwert Eta. Dieser Wert, der Werte zwischen 0 und 1 annehmen kann, entspricht von 0 bis 0,1 einem geringen Effekt, zwischen 0,1 bis 0,25 einem mittleren und ab 0,25 einem großen Effekt zwischen den korrelierten Variablen.

Liegt das Signifikanzniveau, das über die univariate Analyse berechnet wird, bei Werten von $p < 0,05$ ist der Zusammenhang zwischen den Variablen signifikant (vgl. Döring/Bortz, 2016f, S. 820). Die Auswertung von ordinalskalierten Variablen mit dem PSQ20 und der Belastungs- bzw. Beruhigungsempfindung erfolgt über den Spearman-Rang-Korrelationskoeffizienten, der Werte von -1 bis 1 annimmt (vgl. Döring/Bortz, 2016e, S. 679 ff.). Die Pearson-Korrelation von zwei normalverteilten intervallskalierten Variablen entspricht ebenfalls diesem Wertebereich. Positive Werte besagen bei den letztgenannten beiden Korrelationen, dass höhere Werte in der unabhängigen Variablen mit höheren Werten der abhängigen Variablen zusammenhängen beziehungsweise niedrigere Werte der unabhängigen Variablen mit niedrigeren Werten der abhängigen Variablen. Negative Korrelation beschreibt einen Zusammenhang, bei dem steigende Werte der unabhängigen Variablen sinkende Werte der unabhängigen Variablen bedingen und umgekehrt. Das Signifikanzniveau von Alpha = 5 % definiert signifikante Ergebnisse unter einem Signifikanzwert von 0,05, sodass ein signifikanter Zusammenhang angenommen wird (vgl. Döring/Bortz, 2016e, S. 680 ff.).

In den folgenden Kapiteln werden die Ergebnisse unterteilt nach den Ressourcenkategorien von Hobfoll dargestellt.

2.3.1 Zusammenhangsauswertung der Bedingungsressourcen

Zu den Bedingungsressourcen zählen die **Personengruppen, die in der arbeitsfreien Zeit Kontakt zur Hebamme aufnehmen**. Dies können u. a. die betreuten Frauen und deren Angehörige oder Kolleginnen und Kollegen sein. Dazu weist die Befragung keinen signifikanten Zusammenhang nach. Dies gilt ebenso für den **Arbeitsort**, die Ausübung weiterer **Tätigkeiten in Anstellung**, den **höchsten Bildungsabschluss** und die Art der **Arbeitsorganisation** (im Team oder soloselbstständig).

Ist die Tätigkeit im **Team** organisiert, ist ein mittlerer Zusammenhang mit der Anspannung (Eta: 0,22; p: 0,042) und Anforderung (Eta: 0,22; p: 0,041) in der Kontrollgruppe nachweisbar. Ein großer Effekt ist für die Kategorie „Freude“ ersichtlich (Eta: 0,3; p: 0,007). Dieser Effekt bedingt die hohe Korrelation für die gesamte PSQ20-Auswertung in der Kontrollgruppe (Eta: 0,26; p: 0,02).

Das **Alter** als eine Bedingungsressource steht signifikant im Zusammenhang mit der Stresswahrnehmung. Ein höheres Alter korreliert mit geringeren Stresswerten (Spearman: -0,21; p: 0,001) und gilt als protektiv für die psychische Gesundheit für alle Kategorien und Gruppen. Dies gilt nicht für die Kategorie „Sorgen" innerhalb der Kontrollgruppe. Dafür steht die beruhigende Empfindung in der Kontrollgruppe in negativem Zusammenhang, sodass eine hohe beruhigende Wirkung durch fehlende Erreichbarkeit mit einem geringeren Alter zusammenhängt (Spearman: -0,11; p: 0,043). Für die Expositionsgruppe ist kein Zusammenhang zur Belastungsempfindung in Verbindung mit dem Alter nachweisbar.

Zusammenhangsberechnungen zwischen der PSQ20-Erhebung und dem **Leistungsportfolio**, das sowohl Betreuungen in der Schwangerschaft, im Wochenbett als auch unter der Geburt umfasst, weisen lediglich für vereinzelte Leistungen signifikante Ergebnisse mit geringen Effektstärken nach. Die gefundenen signifikanten Ergebnisse deuten auf geringe Effekte hin, da der Eta-Wert unter 0,1 liegt. Ein Beispiel bildet die Zusammenhangsauswertung zwischen der Leistung Geburtshilfe und dem PSQ20 Gesamt mit einem Eta von 0,049 (p: 0,028), die zeigt, dass ein signifikantes Ergebnis vorliegt, der gefundene Effekt jedoch gering ist. Für die Expositionsgruppe besteht neben geringen Effekten kein Hinweis auf einen Zusammenhang zur belastenden psychischen Empfindung und den angebotenen Leistungen. Dies gilt ebenso für eine beruhigende Wirkung durch fehlende Erreichbarkeit und das Leistungsportfolio.

Die Studie konnte mittlere Effekte zwischen den durch die arbeitsbezogene Erreichbarkeit **belasteten Personen** und der Abfrage mittels PSQ20 in allen Kategorien einschließlich der Belastungsempfindung durch eine arbeitsbezogene Erreichbarkeit nachweisen. Besonders Verwandte (Eta: 0,202; p: 0,001) und Freunde (Eta: 0,208; p: 0,001) stehen im Zusammenhang zum selbst wahrgenommenen Stressempfinden sowie Partner zur Belastungsempfindung (Eta: 0,208; p: 0,001). Die Anzahl der Kinder spielt für die Belastungsempfindung eine signifikante Rolle. Je höher die Kinderanzahl ist, desto geringer sind die Belastungswerte. Mit einem Spearman-Wert von -0,07 (p: 0,012) ist der Effekt als gering einzuschätzen.

Die Kontrollgruppe weist nicht in allen Bereichen Zusammenhänge auf. Kinder stehen in dieser Gruppe in mäßiger Verbindung mit der Anforderung (Eta: 0,17; p: 0,001) und Pflegepersonen mit den Sorgen (Eta: 0,116; p: 0,029). Darüber hinaus ist ein mittlerer Zusammenhang zwischen der Stresswahrnehmung und der Betroffenheit von Freunden durch die erweiterte Erreichbarkeit belegt (Eta: 0,12: p: 0,024), der hauptsächlich durch die Unterkategorien „Sorgen" (Eta: 0,107; p: 0,045) und „Anspannungen" (Eta: 0,125; p: 0,019) bedingt ist.

Ob eine Hebamme eine **erweiterte Erreichbarkeit** anbietet oder nicht, steht in geringem Zusammenhang zum Stresserleben (Eta: 0,05; p: 0,025) speziell zu den Anforderungen (Eta: 0,07; p: 0,001).

Je länger eine Hebamme freiberuflich tätig ist (**Dauer der Freiberuflichkeit**), desto geringer sind die wahrgenommenen Stresswerte. Diese hängen mit der Gesamtauswertung des PSQ20 (Spearman: -0,21; p: 0,001) sowie allen Kategorien des PSQ20 zusammen, mit Ausnahme der Kategorie „Freude", die positiv korreliert. Dies gilt gleichermaßen für die Expositionsgruppe, bei der zusätzlich die Belastungsempfindung signifikant negativ im Zusammenhang mit der Dauer der Freiberuflichkeit steht (Spearman: -0,2; p: 0,001). Mit Ausnahme der Kategorie „Sorgen" spiegeln sich diese Ergebnisse in der Kontrollgruppe wider. In der Kontrollgruppe deutet eine negative Korrelation in Bezug auf die beruhigende Wirkung durch fehlende Erreichbarkeit (Spearman: -0,13; p: 0,012) auf eine höhere beruhigende Wirkung für Berufsanfänger/-anfängerinnen und eine geringere Wirkung für Hebammen mit Berufserfahrung hin.

Einen signifikanten geringen positiven Zusammenhang dokumentiert die Studie für den Zusammenhang zwischen der **wöchentlichen Arbeitszeit** und der Stressbewertung, sodass mehr Arbeitspensum mit höheren Stresswerten zusammenhängt (Spearman: 0,08; p: 0,001). Bei der Analyse der Unterkategorien besitzt die Kategorie „Anforderung" den größten Zusammenhang (Spearman: 0,16; p: 0,001). Für die Kategorie „Freude" weisen die Antworten der Befragung keinen signifikanten Zusammenhang nach. Ergänzend stehen die Antworten der Expositionsgruppe nicht im signifikanten Zusammenhang zu den Sorgen. Die Belastungsempfindung ist positiv mit einer höheren Stundenzahl korreliert (Spearman: 0,11; p: 0,001).

Für die Kontrollgruppe belegt die Befragung einen signifikanten positiven Zusammenhang zur Kategorie „Anforderung" (Spearman: 0,2; p: 0,001). Für die weiteren Auswertungskategorien und die Beruhigungsempfindung lassen sich keine signifikanten Ergebnisse ableiten.

Neben dem telefonischen Kontakt durch die Familien und Kolleginnen/Kollegen in der arbeitsfreien Zeit kann eine Kontaktaufnahme auch eine **aufsuchende Betreuung** nach sich ziehen. Zu allen Variablen der Stresseinschätzung und der Belastungsempfindung besteht ein signifikanter positiver Zusammenhang, sodass sich schlussfolgern lässt, dass die Erwartung eines Ortswechsels im Anschluss an einen Kontakt mit einem erhöhten Stresslevel (Pearson: 0,094; p: 0,001) und einer höheren Belastungsempfindung in Zusammenhang steht (Pearson: 0,131; p: 0,001). Die negative Korrelation in puncto Freude weist die Studie nicht signifikant nach (Pearson: -0,048; p: 0,051).

Da die Erreichbarkeit von Hebammen unterschiedlich gestaltet ist, ist eine Auswertung nach den **Zeiten einer arbeitsbezogenen erweiterten Erreichbarkeit** sinnvoll. Die Studie zeigt für nahezu den gesamten Datensatz signifikante geringe Effekte. Für eine Erreichbarkeit im Urlaub und die Unterkategorie „Anforderungen" besteht die größte Effektstärke (Eta: 0,102, p: 0,001). Für die Expositionsgruppe dokumentiert die Studie geringe Effektstärken. Diese sind für die Auswahloption „unter der Woche auch außerhalb der regulären Arbeitszeit" nicht signifikant. Zudem ist in der Belastungswahrnehmung ausschließlich die Korrelation zur Erreichbarkeit „unter der Woche in den regulären Arbeitszeiten" mit einem geringen Zusammenhang signifikant (Eta: 0,068, p: 0,006). Für die Kontrollgruppe liegen keine signifikanten Ergebnisse für die Zusammenhangsauswertung zum PSQ20 vor. Einen beruhigenden Zusammenhang einer Erreichbarkeitseinschränkung zeigt die Untersuchung für alle Antwortoptionen mit Ausnahme „unter der Woche in den regulären Arbeitszeiten" und „Sonstiges". Für die Antwort „unter der Woche auch außerhalb der regulären Arbeitszeiten" besteht der größte Zusammenhang (Eta: 0,252; p: 0,001).

Da die **Häufigkeit der Kontakte** für die Hebammen relevant ist, die außerhalb ihrer Arbeitszeit erreichbar sind, liegen nur Ergebnisse für die Expositionsgruppe vor. Für den gesamten PSQ20 (Spearman: -0,19; p: 0,001) und seine Unterkategorien sowie die Belastungsempfindung (Spearman: -0,19; p: 0,001) besteht eine signifikante negative Korrelation mit Ausnahme des geringen positiven Zusammenhangs der Unterkategorie „Freude“ (Spearman: 0,08; p: 0,001).

Entsprechend den Ressourcenkategorien nach Hobfoll beschäftigt sich das nächste Teilkapitel mit der Zusammenhangsauswertung der personalen Ressourcen.

2.3.2 Zusammenhangsauswertung der personalen Ressourcen

Zu den personalen Ressourcen gehört das Verantwortungsbewusstsein der Hebammen sich selbst, den Kolleginnen und den betreuten Familien gegenüber.

Die **Gründe für eine arbeitsbezogene erweiterte Erreichbarkeit** wurden in der Expositionsgruppe abgefragt. Der Glaube, dass eine Erreichbarkeit erwartet wird, steht in einem hohen Zusammenhang zur gesamten PSQ20-Auswertung (Eta: 0,331; p: 0,001) sowie zu allen einzelnen Kategorien und der Belastungsempfindung (Eta: 0,368; p: 0,001). Der Druck, ausgelöst dadurch, dass andere Kolleginnen und Kollegen eine arbeitsbezogene erweiterte Erreichbarkeit anbieten, hat einen mittleren Effekt auf die psychische Gesundheit (Eta: 0,178; p: 0,001) und die Belastungsempfindung (Eta: 0,125; p: 0,001). Der eigene Anspruch spiegelt sich in der Belastungsempfindung mit einem mittleren Effekt wider (Eta: 0,125; p: 0,001). Für die PSQ20-Auswertung besteht in der Kategorie „Freude“ ein geringer signifikanter Effekt (Eta: 0,063; p: 0,011). Die Erreichbarkeit für geburtshilfliche und pädiatrische Notfälle hat nur einen geringen Zusammenhang zum selbst wahrgenommenen Stressempfinden. Signifikant ist diese Korrelation für die Kategorie „Freude“ (Eta: 0,067; p: 0,007) und für die Belastungsempfindung (Eta: 0,095; p: 0,001). Die Verbesserung des Outcomes steht nicht signifikant im Zusammenhang mit der Belastungsempfindung, hat aber einen geringen Zusammenhang zur gesamten PSQ20-Erhebung (Eta: 0,077; p: 0,002). Hinsichtlich der Gründe für eine Abgrenzung in der Kontrollgruppe stellt die Untersuchung keine signifikanten Zusammenhänge fest, bis auf den Schutz der eigenen Freizeit, der einen mittleren Effekt auf die beruhigende Empfindung durch fehlende Erreichbarkeit nachweist (Eta: 0,195; p: 0,001).

Um die Ergebnisse zu spezifizieren, ermöglicht die Pearson-Korrelation eine genauere Betrachtung des Zusammenhangs zwischen dem Erwartungsdruck durch die betreuten Familien, den Kolleginnen/Kollegen und den eigenen Anspruch. Die **Erwartungen der Familien** stehen in signifikantem Zusammenhang mit der PSQ20-Gesamterhebung (Pearson: 0,234; p: 0,001) und mit allen einzelnen Kategorien, wobei eine hohe Zustimmung zu der Erreichbarkeitsforderung einen höheren PSQ20-Stresswert bedingt. Dieser Zusammenhang gilt nicht für die Kategorie „Freude" (Pearson: -0,14; p: 0,001), die bei einer höheren Zustimmung eine signifikant geringere Punktzahl in ebendieser Kategorie bedeutet. Das liegt an der inversen Codierung der Auswertungskategorie „Freude". Diese Ergebnisse resultieren ebenfalls aus der Einzelauswertung der Kontroll- und Expositionsgruppe, wobei die Belastungsempfindung signifikant positiv[8] mit der Erwartung der Familien korreliert (Pearson: 0,282; p: 0,001). Die beruhigende Empfindung in der Kontrollgruppe ist signifikant negativ korreliert, wobei ebenfalls eine inverse Codierung für die verschiedenen Wirkungsweisen ursächlich ist (Pearson: -0,16; p: 0,003).

Gleiche signifikante Wirkungen gehen von den **Erwartungen durch Kolleginnen und Kollegen** sowohl für den gesamten Datensatz als auch für die Einzelgruppenauswertung aus. Der **eigene Anspruch** zeigt für die Kontrollgruppe einen positiven Zusammenhang für alle Kategorien der PSQ20-Auswertung mit Ausnahme der Kategorie „Freude" und der beruhigenden Empfindung durch fehlende Erreichbarkeit, die eine signifikante negative Korrelation nachweisen. Für die Expositionsgruppe besteht ein

8 Positiv bedeutet, dass steigende Werte der unabhängigen Variablen im Zusammenhang mit steigenden Werten der abhängigen Variablen stehen. Negativ bedeutet, dass steigende Werte der unabhängigen Variablen im Zusammenhang mit sinkenden Werten der abhängigen Variablen stehen.

signifikanter geringer Zusammenhang zwischen der Notwendigkeit der Erreichbarkeit für eine gute Arbeitsleistung und der Unterkategorie „Anforderungen" (Pearson: 0,06; p: 0,015), sodass eine hohe Notwendigkeitsempfindung höhere Anforderungswerte vorhersagt. Die Belastungsempfindung ist negativ korreliert, sodass eine hohe Notwendigkeit geringere Belastungsempfindungen bedeutet. Diese Wirkungsrichtung ist als gering einzustufen (Pearson: -0,053, p: 0,033). Aus den unterschiedlichen Ergebnissen für die Expositions- und Kontrollgruppe ergeben sich für den gesamten Datensatz durch die Befragung signifikante positive Korrelationen für die gesamte PSQ20-Erhebung (Pearson: 0,069; p: 0,002) und die Teilbereiche „Sorgen" (Pearson: 0,049; p: 0,029) sowie „Anforderungen" (Pearson: 0,11; p: 0,001).

Die **Wertschätzung** der Erreichbarkeit korreliert sowohl zu allen PSQ20-Auswertungen (Pearson: -0,305; p: 0,001) als auch zur Belastungsempfindung (Pearson: -0,383; p: 0,001), mit Ausnahme der Kategorie „Freude" (Pearson: 0,298; p: 0,001), signifikant negativ in der Expositionsgruppe. Eine hohe Wertschätzung steht im Zusammenhang mit einer geringer wahrgenommenen psychischen Belastungsempfindung. Für die Kategorie „Freude" bedeutet eine hohe Wertschätzung eine höher wahrgenommene Freude. In der Kontrollgruppe korreliert eine hohe Akzeptanz fehlender Erreichbarkeit signifikant mit geringeren Werten bei der psychischen Belastung (Pearson: -0,349; p: 0,001) und höheren Werten bei der Freude (Pearson: 0,302; p: 0,001) sowie der beruhigenden Wirkung (Pearson: 0,116; p: 0,03).

Eine mögliche Ressource für die psychische Gesundheit ist die **Flexibilität** durch die Vereinbarkeit von Familie und Beruf. Eine hohe Zustimmung zur Frage nach der Vereinbarkeit korreliert in allen Bereichen signifikant mit geringeren PSQ20-Werten (Pearson: -0,167; p: 0,001), mit Ausnahme der Kategorie „Freude", die positiv korreliert. Dies gilt sowohl für die gesamte Datenmenge als auch für die Expositionsgruppe. Bei Letzterer ist dies für die Belastungsempfindung sichtbar (Pearson: -0,365; p: 0,001). Für die Kontrollgruppe weist die Befragung bis auf die beruhigende Wirkung (Pearson: -0,205; p: 0,001) keinen signifikanten Zusammenhang nach.

Grundsätzlich korreliert das **Belastungsempfinden** in der Expositionsgruppe stark positiv mit der psychischen Belastung (Pearson: 0,544; p: 0,001). Dies gilt für alle Teilbereiche des PSQ20, mit Ausnahme der Kategorie „Freude", die bei hoher Belastung niedrigere Werte bedingt (Pearson: -0,431; p: 0,001). Für die Kontrollgruppe steht eine geringe Tendenz einer hohen **beruhigenden Wirkung** nicht signifikant im Zusammenhang mit geringeren Werten der PSQ20-Erhebung (Pearson: -0,03; p: 0,579).

Bezüglich der **Sicherheit im Umgang mit digitalen Medien** als letzte personale Ressource besteht ein signifikanter negativer Zusammenhang, der bei hoher Sicherheit im Umgang mit digitalen Medien mit geringerer Belastung zusammenhängt (Pearson: -0,054; p: 0,017). Dieser geringe Zusammenhang gilt bei genauerer Analyse der Kategorien für „ Sorgen" (Pearson: -0,049; p: 0,03) und invers für „Freude" (Pearson: 0,085; p: 0,001). Diesen Effekt spiegelt gleichermaßen die Betrachtung der Expositions- und der Kontrollgruppe wider. Während bei der Kontrollgruppe eine hohe Performancesicherheit geringere Sorgen bedeutet (Pearson: -0,111; p: 0,036), gilt dies nicht signifikant für die Expositionsgruppe (Pearson: -0,032; p: 0,196). Für beide Gruppen korreliert eine selbst wahrgenommene Sicherheit im Umgang mit digitalen Medien mit größerer Freude (Expositionsgruppe: Pearson: 0,07; p: 0,005; Kontrollgruppe: Pearson: 0,147; p: 0,006).

Neben den Bedingungsressourcen und den personalen Ressourcen ist die Wahrnehmung von psychischer Beanspruchung von den zur Verfügung stehenden (materiellen) Gütern abhängig.

2.3.3 Zusammenhangsauswertung der Objektressourcen

Zu den Objektressourcen zählen das Arbeitshandy, ein Behandlungsvertrag und das Kommunikationsmedium. Die Korrelationsergebnisse zwischen der Nutzung eines **Arbeitshandys** und der psychischen Belastungswahrnehmung legen keine signifikanten Zusammenhänge nahe. Dies gilt für den gesamten Datensatz sowie für die Expositions- und Kontrollgruppe. Für die Expositionsgruppe besteht ein geringer signifikanter Zusammenhang zwischen der Nutzung eines Arbeitshandys und der Wahrnehmung von arbeitsbezogener erweiterter Erreichbarkeit als Belastung (Eta: 0,09; p: 0,001). In der Kontrollgruppe gibt es keinen Zusammenhang zwischen einer beruhigenden Wirkung einer Abgrenzung zur arbeitsbezogenen erweiterten Erreichbarkeit und der Nutzung eines separaten Arbeitsendgeräts.

Zwischen der Nutzung von **Behandlungsverträgen** und den Ergebnissen des PSQ20 besteht ein geringer signifikanter Zusammenhang (Eta: 0,07; p: 0,004). Dieser besteht insbesondere für die Bereiche „Anspannung" (Eta: 0,09; p: 0,0005) und „Anforderung" (Eta: 0,06; p: 0,011). Der signifikante Zusammenhang in diesen Bereichen ist für die Kontrollgruppe (Eta: 0,11; p: 0,04) und Expositionsgruppe (Eta: 0,07; p: 0,005) gleichermaßen vorhanden, wobei die Korrelation in der Kontrollgruppe einem mittleren Effekt entspricht. Zwischen der Abfrage nach einer schriftlichen Absicherung der Erreichbarkeitszeiten und der Belastungsempfindung besteht ein mittlerer signifikanter Zusammenhang (Eta: 0,11; p: 0,0001), wohingegen kein signifikanter Zusammenhang zwischen einer beruhigenden Empfindung und einem Behandlungsvertrag besteht.

Das **Kommunikationsmedium**, über das die Hebamme kontaktiert wird, steht nicht im Zusammenhang mit der Gesamtauswertung des PSQ20. Zwischen den Bereichen „Freude" (Eta: 0,08; p: 0,038) und „Anforderungen" (Eta: 0,09; p: 0,009) besteht ein geringer signifikanter Zusammenhang für den gesamten Datensatz. Bei genauerer Betrachtung der Daten der Expositionsgruppe besteht ein geringer signifikanter Zusammenhang zwischen dem Kontaktmedium und den Anforderungen (Eta: 0,08; p: 0,041). Die Belastungsempfindung steht ebenfalls im geringen signifikanten Zusammenhang mit der Form des Kontakts (Eta: 0,1; p: 0,01). Die Erhebung weist für die Kontrollgruppe keinen signifikanten Zusammenhang nach.

Das letzte Teilkapitel zeigt die Ergebnisse der Zusammenhangsauswertung zu den Energieressourcen.

2.3.4 Zusammenhangsauswertung der Energieressourcen

Zu den Energieressourcen zählen materielle und immaterielle Ressourcen wie monetäre Mittel, Wissen im Sinne von *Health Literacy* oder Flexibilität.

Laut den Antworten der Befragungsteilnehmenden steht eine subjektiv angemessene **Entlohnung** im Zusammenhang mit geringeren Werten der Stresswahrnehmung (Pearson: -0,165; p: 0,001) inklusive der Unterkategorien mit Ausnahme der subjektiv wahrgenommenen Freude (Pearson: 0,108; p: 0,001). Dies gilt gleichermaßen für die Expositions- und die Kontrollgruppe. In diesen Gruppen lässt sich kein signifikanter Unterschied zwischen der ergänzenden Abfrage beruhigender und belastender Wahrnehmung und der Bezahlung ermitteln.

Wissen als Ressource umfasst einerseits allgemeines Wissen über Stress auslösende Faktoren, andererseits das Wissen darüber, wann eine Situation als Belastung wahrgenommen wird. Die Ergebnisse des gesamten Datensatzes zeigen einen positiven Zusammenhang zwischen Wissen und den Ergebnissen der PSQ20-Erhebung (Pearson: 0,077; p: 0,001). Ein positiver Zusammenhang besteht in der Expositionsgruppe ergänzend für die Belastungserhebung durch eine arbeitsbezogene erweiterte Erreichbarkeit (Pearson: 0,121; p: 0,001). Für eine beruhigende Wirkung in der Kontrollgruppe liegen keine signifikanten Ergebnisse vor (Pearson: 0,039; p: 0,46).

Hinsichtlich **stressauslösender Situationen** in der Expositionsgruppe sind alle Arten von Situationen signifikant gegenüber dem PSQ20 und der Belastungsempfindung. Die Ergebnisse unterscheiden sich hinsichtlich der Effektstärke. Hohe Zusammenhänge bestehen bei Kontakten in der Freizeit unter der Woche (Eta: 0,329; p: 0,001) und am Wochenende (Eta: 0,332; p: 0,001) und bei familiären Verpflichtungen (Eta: 0,279; p: 0,001). Die Belastungsempfindung zeigt für die Freizeit unter der Woche (Eta: 0,495; p: 0,001) und am Wochenende (Eta: 0,483; p: 0,001) starke Effekte. Ein hoher Zusammenhang besteht für die Antwortoption, dass die Erreichbarkeit nicht als Belastung empfunden wird, zum PSQ20 (Eta: 0,332; p: 0,001) und der Belastungsempfindung (Eta: 0,42; p: 0,001).

Der **Flexibilität** als potenzielle Ressource für die psychische Gesundheit kann in der Expositionsgruppe ein geringer signifikanter Zusammenhang durch die Befragung nachgewiesen werden (PSQ20 gesamt: Eta: 0,068; p: 0,006; Belastungsempfindung: Eta: 0,079; p: 0,002). Die Ergebnisse der Unterkategorie „Freude“ sind nicht signifikant. Für die Kontrollgruppe liegen keine signifikanten Ergebnisse zur Flexibilität vor.

Auf Grundlage der dargestellten Ergebnisse umfasst das folgende Kapitel eine Diskussion und Bewertung der Ergebnisse einschließlich der Limitationen, die sich durch die Studiendurchführung, die Ergebnisse und das Design ergeben. Darauf aufbauend werden Handlungsempfehlungen für die Zielgruppe abgeleitet, die die identifizierten signifikanten Zusammenhänge als Einflussfaktoren auf das selbst wahrgenommene Stressempfinden zur Prävention und Gesundheitsförderung nutzen.

3 Ergebnisdiskussion und Handlungsempfehlungen

Das folgende Kapitel umfasst neben der Erörterung der Ergebnisse und deren Einordnung in den aktuellen Forschungsstand die Darlegung der Limitationen. Diese ergeben sich aus der Studienform, der Befragungsform und den Ergebnissen. Auf dieser Basis umfasst das dritte Teilkapitel Handlungsempfehlungen und Ansatzmöglichkeiten, die eine gesundheitsförderliche Gestaltung mithilfe der gefundenen Einflussfaktoren der arbeitsbezogenen erweiterten Erreichbarkeit auf das selbst wahrgenommene Stressempfinden ermöglichen. Im letzten Teilkapitel werden die Handlungsempfehlungen auf andere sozialbezogene Berufsgruppen übertragen.

3.1 Einflüsse arbeitsbezogener erweiterter Erreichbarkeit auf das persönliche Stressempfinden

Die Auswertung der Onlinebefragung ermöglicht Rückschlüsse zu den Auswirkungen arbeitsbezogener erweiterter Erreichbarkeit auf die Zielgruppe, da die Befragung auf belegten Theorien und Modellen basiert. Dieses Teilkapitel diskutiert die gefundenen Ergebnisse, um die Verbreitung der Erreichbarkeit für arbeitsbedingte Kontakte und deren Einflussfaktoren auf das selbst wahrgenommene Stressempfinden in den aktuellen Forschungsstand einzubetten und Rückschlüsse auf die Stärke der Zusammenhänge zu ermöglichen. Der Vergleich mit bestehender Forschung an anderen Berufsgruppen identifiziert Ursachen und Unterschiede, um Überschätzungen der Ergebnisse zu vermeiden oder Rückschlüsse auf die besonderen Arbeitsbedingungen der Hebammen zu ermitteln. Aktuelle Forschungen spezialisieren sich zumeist auf die Untersuchung einer arbeitsbezogenen erweiterten Erreichbarkeit unter Angestellten.

Da der PSQ20 ein allgemeiner Fragebogen zur psychischen Beanspruchung ist, sind die gefundenen Ergebnisse nicht eindeutig auf eine arbeitsbezogene erweiterte Erreichbarkeit zurückzuführen. Ergänzende Berechnungen von Zusammenhängen in der Expositionsgruppe zur belastenden Empfindung durch eine arbeitsbezogene erweiterte Erreichbarkeit und in der Kontrollgruppe zur beruhigenden Wirkung durch fehlende Erreichbarkeit vereinfachen es, die Einflussfaktoren auf die arbeitsbezogene erweiterte Erreichbarkeit zu beziehen. Da die psychische Belastung auf die individuelle Beanspruchung und damit auf das Stressempfinden einwirkt (vgl. Kap. 1.2), lassen sich durch den statistisch signifikanten Zusammenhang zwischen diesen Fragen und der psychometrischen Skala des PSQ20 Rückschlüsse auf einen Zusammenhang zu einer arbeitsbezogenen erweiterten Erreichbarkeit schließen. Bei Fragebogenitems, die speziell auf die Erreichbarkeit eingehen, ist das Risiko einer Fehlinterpretation von Zusammenhängen zum PSQ20 geringer. Allgemeine Items, wie das Alter und dessen Zusammenhang zum PSQ20, ermöglichen keinen direkten Rückschluss auf die arbeitsbezogene erweiterte Erreichbarkeit, sodass eine ergänzende Betrachtung zwischen dem Alter und der expliziten Abfrage nach der belastenden Wirkung von arbeitsbezogener erweiterter Erreichbarkeit notwendig ist. Der Vorteil der PSQ20-Erhebung liegt in der Abfrage der individuellen Stressempfindung, die entsprechend dem transaktionalen Stressmodell von der Situationsbewertung abhängt. Ein weiterer Vorteil besteht in der Validierung der Skala. Für die Belastungsempfindung und die beruhigende Wirkung erfolgte ebenfalls die Selbsteinschätzung, die entsprechend der Forschungsfrage nach dem selbst wahrgenommenen Stressempfinden notwendig ist.

Die Unterscheidung in Expositions- und Kontrollgruppe ermöglicht die eindeutigere Identifikation von Unterschieden und Einflussfaktoren. Die Reliabilitätsanalyse mit einem Cronbach's Alpha von 0,94 für die psychometrische Skala des PSQ20 zeigt eine hohe Reliabilität. Dies legt nahe, dass die Skala sich zur Anwendung an der Zielgruppe freiberuflich tätiger Hebammen in Deutschland eignet. Bei einer Integration der Belastungs- und Beruhigungsempfindung verändert sich Cronbach's Alpha nur gering und eignet sich somit als ergänzende Frage zum direkten Rückschluss auf die arbeitsbezogene erweiterte Erreichbarkeit.

Für die Auswertung der Befragung stehen 2.000 auswertungsfähige Datensätze zur Verfügung. Die Auswertung der demografischen Daten legt keine einseitige Teilnahme einzelner Gruppen oder signifikante Unterschiede zwischen der Kontroll- und der Expositionsgruppe nahe, wodurch das Verzerrungsrisiko sinkt. Die Zulassungsvoraussetzung einer zehnjährigen Schulbildung oder einer neunjährigen inklusive einer zweijährigen Ausbildung mit pflegerischem Schwerpunkt zur Ausbildung als Hebamme nach § 7 HebG von 1985 erklärt den geringen Anteil von Hebammen mit Hauptschulabschluss (0,5 %) an der Befragung.

Unter den an der Umfrage teilnehmenden freiberuflich tätigen Hebammen in Deutschland bieten 82,3 % der Hebammen eine Erreichbarkeit außerhalb der regulären Arbeitszeit an. Pangert und Pauls hatten in einer früheren Erhebung u. a. für die Berufsgruppe von Hebammen und Pflegefachfrauen/-männern eine Erreichbarkeitserwartung von 33 % ermittelt (vgl. Pangert/Pauls, 2014, S. 18 f.). Damit liegt die Erreichbarkeitsverbreitung unter freiberuflich tätigen Hebammen weit über der Erwartung. Von den Hebammen mit arbeitsbezogener erweiterter Erreichbarkeit gaben 25,8% an, dass sie diese eher oder völlig als Belastung wahrnehmen. Weitere 36,9 % empfinden die Erreichbarkeit zum Teil als Belastung. Damit ist die Zielgruppe für Präventionsmaßnahmen zur Förderung der psychischen Gesundheit größer als aufgrund voriger Forschung angenommen. Pangert und Pauls ermittelten eine belastende Wirkung für 23 % der Hebammen und Pflegefachfrauen/-männern (vgl. Pangert/Pauls, 2014, S. 18 f.). Die Unterschiede in den Ergebnissen liegen mitunter in der Zusammenfassung der Berufsgruppen Hebammen und Pflegefachfrauen/-männer trotz deren unterschiedlicher Arbeitsbedingungen (angestellt versus freiberuflich).

Die Frage nach der Belastungsempfindung hängt stark mit den Ergebnissen des PSQ20 in der Expositionsgruppe zusammen. Höhere Werte der Belastungsempfindung entsprechen höheren Werten des PSQ20. Die Ergebnisse belegen keinen signifikanten Zusammenhang für die Kontrollgruppe. Das liegt u. a. an der geringeren Anzahl an Teilnehmenden in der Kontrollgruppe. Ein Zusammenhang zwischen der Skala und dem Einzelitem belegt eine Wirkung arbeitsbezogener erweiterter Erreichbarkeit auf das selbst wahrgenommene Stressempfinden über den PSQ20. Die unterschiedlichen Ergebnisse zur Stresswahrnehmung wurden in früheren Untersuchungen damit begründet, dass Personen mit einer stabilen psychischen Konstitution gegenüber Arbeitsbelastungen eine höhere Abgrenzungsfähigkeit und höhere Zufriedenheit besitzen (vgl. Buck et al., 2019, S. 193 ff.). Dennoch zeigt die Untersuchung, dass Hebammen mit einem Mittelwert von 41,89 über dem deutschlandweiten Vergleichswert von 32 bei Frauen unter 60 Jahren liegen (vgl. Kocalevent et al., 2011, S. 829 ff.). Zudem unterscheidet sich die Expositionsgruppe (PSQ20: 42,32) signifikant von der Kontrollgruppe (PSQ20: 39,86), was hauptsächlich auf die Kategorie „Anforderungen", in der die Themen Zeitmangel und Überlastung abgebildet werden, zurückzuführen ist.

Problematisch ist, dass durch die fehlende Planbarkeit in der Geburtshilfe klassische arbeitsfreie Zeiten wie Wochenenden, Feiertage oder der Feierabend nicht vorliegen. Unterschiedliche Tagesabläufe und kurzfristige Änderungen erschweren eine klare Abgrenzung von arbeitsfreier Zeit zur Arbeitszeit. Daher wurden die Hebammen bei der Beantwortung der Fragen gebeten, sich auf Kontakte während der Freizeit zu beschränken. 31,7 % der freiberuflich tätigen Hebammen rechnen täglich mit mindestens einem Kontakt in der Freizeit. 35,3 % haben an jedem zweiten Tag einen Kontakt in der Freizeit. Dies zeigt eine hohe Integration von Arbeitskontakten in die private Domäne, wobei laut Forschungen bereits die alleinige Erreichbarkeitsanforderung ohne Kontakte als gesundheitsschädlich anzusehen ist (vgl. Lambert, 2009, S. 169 ff.). Dies führt zu einer hohen potenziellen Rate an Interrollenkonflikten und Work-Domain-Konflikten entsprechend den in Kap. 1.2 dargestellten Theorien und Modellen (vgl. Greenhaus/Beutell, 1985, S. 77).

Entgegen der Forschung aus anderen Berufszweigen, nach denen ein geringer Zusammenhang zur Häufigkeit der Arbeitskontakte und der psychischen Gesundheit besteht (vgl. Dettmers/Bamberg et al., 2016, S. 280; Dettmers et al., 2012, S. 57), ergeben die Ergebnisse der Befragung einen mittleren Effekt. Mehr Kontakte außerhalb der Arbeitszeit hängen bei freiberuflich tätigen Hebammen in Deutschland mit höheren Werten der

Stress- und Belastungserhebung zusammen. Das liegt u. a. an der hohen Anzahl an Kontakten für Hebammen in der arbeitsfreien Zeit und der damit einhergehenden Häufigkeit von Interrollenkonflikten. Das Heranziehen von weiterer Forschung zu den Unterschieden ist zur Begründung notwendig.

Wann die Hebamme erreichbar ist – unter der Woche, an Feiertagen, im Urlaub oder am Wochenende –, spielt eine geringere Rolle für die psychische Gesundheit, da die Befragung statistisch einen kleinen Effekt nachweist. Wichtiger ist entsprechend der Erhebung die Frage nach den als Belastung wahrgenommenen Situationen. Diese zeigt eine Belastung in jeder Phase der Freizeit in Abhängigkeit der in diesem Moment wahrgenommenen Rolle. Die Zusammenhänge zur psychischen Beanspruchung und der Belastungsempfindung sind statistisch hoch. Dies impliziert ein fehlendes psychologisches Detachment und erschwert die Regeneration und Erholung, was das Risiko für Langzeitfolgen durch dauerhafte negative psychische Beanspruchung in der Zielgruppe erhöht (vgl. Kap. 1.4).

Die hohe Erreichbarkeitsquote unter freiberuflichen Hebammen erhöht darüber hinaus das Risiko von digitaler Sucht und vom digitalem Druck, immer erreichbar sein zu müssen (vgl. Thomée et al., 2010, S. 9). Die Interrollenkonflikte und die Work-Domain-Konflikte spiegeln sich in den mittleren Zusammenhängen zwischen der Belastungswahrnehmung und den durch eine arbeitsbezogene erweiterte Erreichbarkeit belasteten Personengruppen wider. Genauer bestehen mäßige Zusammenhänge in der Expositionsgruppe zu Freunden und Verwandten sowie geringe zum Partner und zu den Kindern. Das lässt vermuten, dass Kinder und Partner als Ressource durch Unterstützung und Verständnis eine geringere negative Wirkung auf die Stresswahrnehmung haben als weniger nahestehende Personen, bei denen der Interrollenkonflikt stärker wirkt. Der Zusammenhang der Belastungswahrnehmung zu durch die Erreichbarkeit betroffenen Kindern ist von der Kinderbetreuung und der Unterstützung abhängig (vgl. Yu, 2014, S. 203 ff.). Der Einfluss von Rollenbildern und der Erziehungsaufteilung ist unter Hebammen noch nicht untersucht. Eine Erhebung der Belastungswahrnehmung betroffener Personen ist zur Untersuchung von Wahrnehmungsunterschieden und zur Herleitung von Begründungen notwendig.

Neben den Familien erfährt eine Hebamme durch ihre Kolleginnen und Kollegen Unterstützung. Zu einer Praxiszugehörigkeit besteht entsprechend dem Ergebnis der Befragung kein Zusammenhang zur psychischen Gesundheit. Relevant ist, dass trotz Teamzugehörigkeit nur die Hälfte dieser Hebammen Absprachen zu Vertretungen trifft. Die in der Untersuchung gefundenen mittleren Zusammenhänge zu den Kategorien „Anspannung" und „Anforderung" zeigen, dass mit Kooperationen und Vertretungsoptionen eine Ressource zur Arbeitsgestaltung vorhanden ist, die jedoch nur wenig genutzt wird.

Hinsichtlich der Objektressourcen Arbeitshandy, Behandlungsvertrag und Kommunikationsform (synchron oder asynchron) unterscheiden sich Kontroll- und Expositionsgruppe voneinander. Die Kontrollgruppe nutzt deutlich häufiger Maßnahmen zur Abgrenzung wie ein Arbeitshandy und definiert ihre Erreichbarkeitszeiten häufiger über einen Behandlungsvertrag. Während die Nutzung eines Arbeitshandys nur einen geringen Zusammenhang zur Belastungsempfindung aufweist, steht die Abgrenzung über einen Behandlungsvertrag in einem mittleren Zusammenhang zur Belastungsempfindung und hat einen mittleren Effekt auf die PSQ20-Erhebung der Kontrollgruppe. Die geringen Effekte trotz der positiven Wirkung liegen in der Ausgestaltung und Nutzung der Möglichkeiten.

Die gesundheitsförderliche Wirkung ist abhängig von der Ausgestaltung und dem tatsächlichen psychologischen Detachment (vgl. Dettmers, 2017b, S. 170). Über das Freitextfeld gaben Hebammen an, dass sie zwar über ein Arbeitshandy oder eine zweite SIM-Karte verfügen, diese jedoch nicht ausschalten können oder wollen und sich trotz der Möglichkeiten einer Abgrenzung zu einer schnellen Antwort verpflichtet fühlen. Diese explizite und implizite Aufforderung einer Nutzung vorhandener Technologien wird in der Literatur als Empowerment-Enslavement-Paradox bezeichnet (vgl. Dettmers, 2017b, S. 167). Die vertragliche Festlegung eines Antwortzeitraums sagt nichts über das tatsächliche Antwortverhalten aus. Merken die betreuten Familien, dass die Hebamme trotz Vorgaben zur Erreichbarkeit außerhalb dieser Angaben erreichbar ist, führt dies zu einem Automatismus und zu einer Selbstverständlichkeit. Da bereits das Wissen einer Erreichbarkeitserwartung für eine Gesundheitsbeeinträchtigung ausreicht (vgl. Lambert, 2009, S. 169 ff.), erklären sich damit die geringen gefundenen Zusammenhänge zur psychischen Belastungserhebung.

Laut den Qualitätsmanagementanforderungen muss eine Erreichbarkeit vertraglich definiert werden. Ein Verweis auf Notdienste und Kliniken ist möglich. Die betroffenen Familien schätzen eine dauerhafte Erreichbarkeit der Hebamme und erwarten im Falle einer Begrenzung klare Vorgaben, wann die Hebamme erreichbar ist (vgl. Ayerle/Mattern, 2018, S. 30 ff.; Mattern et al., 2017, S. 3 ff.). Ausnahmen für frisch Entbundene machen die Hebamme automatisch für andere Kontakte erreichbar. Die tatsächliche Nutzung eines Arbeitshandys und einer vertraglichen Regelung nicht nur zum Schein und ohne Ausnahmen und Abweichungen ist eine Ressource, die zu Flexibilität, zur Kontrolle über die Arbeitskontakte und damit zu geringerer emotionaler Erschöpfung und höheren Erholungsraten führt (Effort-Recovery-Modell) (vgl. Dettmers/Bamberg et al., 2016, S. 280 ff.).

Die Kommunikationsformen unterscheiden sich signifikant zwischen den Gruppen. Bei beiden stehen asynchrone Wege in Form von SMS und Instantmessages im Vordergrund. Ein Zusammenhang zum Stresserleben und zum Belastungsempfinden ist nur gering nachweisbar. Asynchrone Medien bieten den Vorteil einer Dringlichkeitsbewertung, wenn in der Nachricht die Begründung für den Kontakt angegeben ist. Dies ermöglicht eine Einschätzung, in welchem Zeitrahmen eine Reaktion auf die Anfrage erfolgen muss. Synchrone Medien wie Telefonate steigern laut Pangert und Schüpbach (vgl. 2016, S. 15) die Belastungsempfindung. Die mit knapp 18 % in beiden Gruppen seltene Nutzung synchroner Medien erklärt den geringen Zusammenhang des Kontaktmediums mit dem selbst wahrgenommenen Belastungsempfinden unter freiberuflich tätigen Hebammen in Deutschland. Die Rolle von Smart Devices wie Smartwatches betrachtet die Umfrage aufgrund der komplexen Wirkung nicht. Diese verstärken digitales Burnout und Teledruck sowie die Vermischung der Grenzen zwischen den Lebensbereichen (vgl. Dettmers, 2017b, S. 170; Menz, 2017, S. 11 f.).

Als Gründe für eine arbeitsbezogene Erreichbarkeit werden in der Literatur und der Selbstbestimmungstheorie nach Deci und Ryan Autonomie, Kompetenz, Pflichtgefühl, Kontrollwunsch, Hilfe bei Notfällen, betriebswirtschaftliche Verbesserung, Vorbereitung und die Erreichbarkeitskultur genannt (vgl. Deci/Ryan, 2008, S. 182 ff.; Thompson et al., 2022, S. 163 ff.; Day et al., 2019, S. 581 ff.; Nöhammen/Stichelberger, 2019, S. 1201 ff.; Pangert et al., 2017, S. 22). Diese Gründe für die angebotene Erreichbarkeit in der Expositionsgruppe und die Gründe gegen eine arbeitsbezogene erweiterte Erreichbarkeit in der Kontrollgruppe stehen in hohem Zusammenhang zur Belastungsempfindung und in mittlerem Zusammenhang zur wahrgenommenen Beruhigung durch fehlende Erreichbarkeit.

Während bei der Kontrollgruppe der Schutz der eigenen Gesundheit mit einer beruhigenden Wirkung korreliert, ist der Zusammenhang in der Expositionsgruppe von den der Erreichbarkeit zugrunde liegenden Gründen abhängig. Korrelieren die wahrgenommenen Erwartungshaltungen von Kolleginnen/Kollegen und betreuten Familien zu der psychischen Belastungswahrnehmung stark, so stehen Kontakte aufgrund von dringenden Anfragen und einer Arbeitserleichterung durch ein erhofftes besseres Patienten-Outcome in nur geringem Zusammenhang zur Stress- und Belastungswahrnehmung. Das zeigt, dass eine geringe Dringlichkeit der Anfragen, die einen Aufschub der Frage bis zum nächsten Präsenztreffen ermöglichen würde, und die ausnutzende Haltung der Familien ursächlich für eine steigende Stresswahrnehmung sind.

Day et al. (vgl. 2019, S. 580 ff.) definieren hinsichtlich der Gründe einer arbeitsbezogenen erweiterten Erreichbarkeit in Bezug auf die Wirkung auf die psychische Gesundheit drei Paradoxe. Erstens bestehen eine gleichzeitige Steigerung der Kontrollwahrnehmung und eine parallele Abnahme der Kontrolle über Arbeitsaufgaben, die durch Notfälle oder Unterbrechungen beeinflusst sind. Zweitens bieten Kommunikationsmedien zwar die Möglichkeit, vor sozialer Isolation zu schützen und Vertrauen zu den betreuten Familien aufzubauen, gleichzeitig fehlt jedoch eine Abgrenzung von aufdringlichen Anfragen und einer hohen Anzahl an Kontakten, was wiederum Stress verursacht. Drittens führt eine telefonische Beratung zu einer abrechnungsfähigen Leistung. Fraglich ist, ob der Aufwand in einem angemessenen Gewinn-Nutzen-Verhältnis steht. Die gefundenen Zusammenhänge für die Zielgruppe erklären sich trotz der drei Paradoxe mithilfe aktueller Forschungsergebnisse. Während die intrinsische Motivation, der Wunsch nach einer verbesserten Betreuung von Frauen im Notfall, und ein erhofftes geringeres Arbeitspensum mit positivem Empfinden verknüpft sind (vgl. Hassler et al., 2016, S. 36), wirkt sich externe Motivation beispielsweise durch die Erreichbarkeitserwartung negativ auf die psychische Gesundheit aus, indem das Gefühl einer illegitimen Anforderung gefördert wird und in einem fehlenden psychologischen Detachment resultiert (vgl. Brauner et al., 2021, S. 8 ff.; Rau/Göllner, 2019, S. 3; Dettmers/Biemelt, 2018, S. 497 ff.).

Ergänzend bedingt die Angst vor Folgen durch eine fehlende Erreichbarkeit trotz fehlender objektiver Gründe eine Erreichbarkeitsanforderung (vgl. Menz, 2017, S. 28). Entsprechend der Boundary Theory sind negative Zusammenhänge bei Menschen mit einem Wunsch zur Segmentation der Lebensbereiche wahrscheinlicher (vgl. Thörel et al., 2020a, S. 44 f.; Kondrysova et al., 2022, S. 5). Zudem sind Personen mit Neurotizismus gefährdeter für psychische Einschränkungen (vgl. Thörel et al., 2020b, S. 160 ff.). Bei freiberuflichen Hebammen ergibt sich laut den Ergebnissen der Befragung die extrinsische Anforderung als Risikofaktor für die psychische Gesundheit und bestätigt die bisherige Forschung an anderen Berufsgruppen. Da Hebammen häufig soloselbstständig organisiert sind, sind eine Übertragung und ein Vergleich zu der häufig untersuchten Zielgruppe von Arbeitnehmenden nicht uneingeschränkt möglich. Dies begründet die Entwicklung von Maßnahmen zur Selbstfürsorge zur Gesundheitsförderung. Die Literatur unterscheidet zwischen betriebsbedingter Erreichbarkeit und der Erreichbarkeit aus innerem Anspruch (vgl. Amlinger-Chatterjee/Wöhrmann, 2017, S. 39 f.). Aufgrund des Fachkräftemangels ist anzunehmen, dass betriebswirtschaftliche Gründe bei Hebammen weniger relevant sind und die Gefahr eines Auftragsverlustes durch fehlende direkte Bearbeitung gering ist. Dennoch steigert das Angebot einer Erreichbarkeit das Ansehen der Hebamme und hebt sie von anderen Kolleginnen/Kollegen ab (vgl. Mazmanian/Erickson, 2014, S. 4 ff.). Für Hebammen ist es schwierig, Notfälle von sonstigen Anfragen wie Kursanmeldungen abzugrenzen (vgl. Keller et al., 2012, S. 32). Eine Abgrenzung wird ebenfalls erschwert, wenn neben der arbeitsbezogenen Erreichbarkeit für die Schwangeren und Wöchnerinnen eine Rufbereitschaft für geburtshilfliche Leistungen angeboten wird (vgl. Amlinger-Chatterjee/Wöhrmann, 2017, S. 39 f.). Damit betrifft eine Erreichbarkeit unter freiberuflichen Hebammen aufgrund von intrinsischer Motivation indirekt die Erreichbarkeit aus Betriebsgründen.

Die Wertschätzung der Frauen als wahrgenommene Belohnung für die Erreichbarkeit fördert eine Aufrechterhaltung des Verhaltens trotz der Zusammenhänge zur wahrgenommenen Belastungsempfindung (vgl. Mattern et al., 2019, S. 6 f.). Nach dem Anstrengungs-Belohnungs-Ungleichgewicht von Siegrist (vgl. Siegrist, 1996a, S. 27 ff.) führt ein intrinsisch motiviertes übermäßiges Engagement bei fehlender Belohnung wie der Wertschätzung der Familien zu einem erhöhten Risiko für die psychische Gesundheit (vgl. Diekmann et al., 2020, S. 847 ff.; Dettmers/Biemelt, 2018, S. 497 ff.; Buddeberg-Fischer et al., 2010, S. 376). Ein weiteres Modell, das den Zusammenhang zwischen fehlender Wertschätzung und den gesundheitlichen Folgen betrachtet, ist das Modell der beruflichen Gratifikationskrisen von Siegrist (1996b). Die darin definierte soziale Reziprozität wirkt über die Transmittersysteme „Anerkennung“, „monetäre Anreize“ und „Karrierechancen“ protektiv auf die sozialen Beziehungen und verringert das Risiko von psychischen Belastungen (vgl. Siegrist, 1996b, S. 97 ff.; Jonge et al., 2000, S. 1318 ff.). Forschungsergebnisse lassen zusätzlich darauf schließen, dass neben der Wertschätzung die Freundlichkeit der Kontaktperson einen Einfluss auf die wahrgenommene Belastungsempfindung hat (vgl. Wegge et al., 2007, S. 693 ff.). Die Wirkweise der Theorien und Modelle zwischen Wertschätzung und der psychischen Beanspruchung belegen die Ergebnisse der Befragung unter freiberuflichen Hebammen. Eine hohe Wertschätzung steht in signifikantem starkem Zusammenhang zur Belastungswahrnehmung und der Erhebung durch den PSQ20. Gleichzeitig steht in der Kontrollgruppe eine hohe Akzeptanz fehlender Erreichbarkeit in mäßigem Zusammenhang mit einer geringeren Stresswahrnehmung. Neben der

Wertschätzung ist nach der Theorie der beruflichen Gratifikationskrise und dem Anstrengungs-Belohnungs-Ungleichgewicht von Siegrist die Vergütung eine Ressource, die die negativen gesundheitlichen Folgen abmildert. Die geringere pauschale Vergütung von Kontaktaufnahmen im Vergleich zu aufsuchenden Beratungen lässt trotz hohen Aufwands nur eine geringe Gewinnsteigerung und Belohnung zu. Die Ergebnisse der Befragung stützen diesen Zusammenhang, indem eine zu gering wahrgenommene Bezahlung für Leistungen, die mittels eines Kommunikationsmediums erbracht werden, im signifikanten Zusammenhang zur psychischen Belastungswahrnehmung über den PSQ20 steht. Die Wirkung der angepassten Vergütung nach Zeitaufwand infolge der COVID-19-Pandemie ist aufgrund des Studiendesigns und einer fehlenden Datengrundlage vor der Pandemie nicht möglich.

Zu den Gründen des Angebots einer arbeitsbezogenen erweiterten Erreichbarkeit zählt die Erwartungshaltung der betreuten Familien und der Kolleginnen/Kollegen. In den fremden und eigenen Erwartungswahrnehmungen unterscheiden sich die Expositions- und die Kontrollgruppe. Dies erklärt u. a., warum sich Hebammen abgrenzen oder eine erweiterte Erreichbarkeit anbieten. Die Untersuchung zeigt mäßige bis starke Korrelationen zwischen steigender Erwartungshaltung, steigendem Belastungsempfinden und der Stresswahrnehmung. Frühere Forschungen haben ergeben, dass die tatsächliche Erwartung der Frauen keine dauerhafte Erreichbarkeit, sondern klare Absprachen über Erreichbarkeitszeiten beinhaltet. Die Familien erwarten jedoch eine kurzfristige Verfügbarkeit für aufsuchende Betreuungen am Wochenende und an Feiertagen für frisch Entbundene (vgl. Ayerle/Mattern, 2018, S. 30 ff.; Mattern et al., 2017, S. 3 ff.). Diesen Gap zwischen einer tatsächlichen Erreichbarkeitsanforderung einerseits und der vermuteten Erwartung und dem Pflichtgefühl durch die betroffene Hebamme andererseits weisen bestehende Forschungen anderer Berufsgruppen wie bei Angestellten bereits nach (vgl. Behrens et al., 2021, S. 409; Seiferling et al., 2017, S. 3; Ninaus et al., 2015, S. 5 ff.). Somit ist die belastende Wirkung von den Erwartungen anderer abhängig.

Anders verhält es sich mit dem eigenen Anspruch und dem Zusammenhang zur psychischen Belastungswahrnehmung. Empfindet die Hebamme die Erreichbarkeit als notwendig, um Arbeitsanforderungen besser zu bewältigen, besteht zum Belastungsempfinden in der Expositionsgruppe ein geringer Zusammenhang. Gründe für diese Ergebnisse sind, dass eine Erreichbarkeitsanforderung durch Dritte eher als Belastung wahrgenommen wird, als wenn die Hebamme einen Sinn und eine Notwendigkeit in der Erreichbarkeit sieht. Die Erreichbarkeit wird damit als Ressource und nicht als illegitime Anforderung und Belastung bewertet (transaktionales Stressmodell), wobei Überengagement und fehlende kompensatorische Ressourcen langfristig gegenteilig wirken (vgl. Dettmers/Biemelt, 2018, S. 497 ff.; Buddeberg-Fischer et al., 2010, S. 376).

Empfindet die Hebamme ihre Erreichbarkeit als förderlich, um private Verpflichtungen besser mit dem Beruf zu koordinieren, profitiert die freiberuflich tätige Hebamme von der Flexibilität und Autonomie der Erreichbarkeit. Das belegen die Ergebnisse der Befragung, da eine hohe Zustimmung zur Frage nach der Vereinbarkeit der verschiedenen Lebensdomänen durch eine arbeitsbezogene erweiterte Erreichbarkeit mit psychischen Belastungswahrnehmungen zusammenhängt. Entgegen der Annahme, dass dies für die Kontrollgruppe gleichermaßen gilt, korreliert in der Kontrollgruppe eine hohe Zustimmung zu diesem Item mit geringerer beruhigender Wirkung. Dies impliziert, dass sich die Kontroll- und die Expositionsgruppe in der Situationsbewertung entsprechend dem transaktionalen Stressmodell unterscheiden müssen. Somit gilt für Hebammen, die sich abgrenzen wollen, eine Belastungswahrnehmung, wenn die arbeitsbezogene Erreichbarkeit betriebsbedingt notwendig erscheint. Unterschiedliche Ansprüche zur Segmentation und Integration der Domänen sind für Work-Domain-Konflikte ursächlich (vgl. Schuss/Gross, 2019, S. 4; Menz et al., 2016, S. 57; Pangert/Schüpbach, 2016, S. 9; Glaser/Palm, 2016, S. 82 ff.; Merkus et al., 2015, S. 1094 ff.; Greenhaus/Powell, 2006, S. 72 ff.; Greenhaus/Beutell, 1985, S. 76 ff.).

Die wahrgenommenen Vorteile einer freien Einteilung der Arbeitszeit unterscheiden sich bei der Kontroll- und der Expositionsgruppe nicht signifikant. Es besteht lediglich ein geringer Zusammenhang zwischen der freien Arbeitszeiteinteilung und dem Stressempfinden in der Expositionsgruppe, sodass diese potenzielle Ressource in der Zielgruppe nur einen geringen Einfluss besitzt.

Kompetenzen zur Nutzung von Kommunikationsmitteln, die laut dem IKT-Modell (vgl. Thomée et al., 2010, S. 9) auf die psychische Gesundheit wirken, spielen in der untersuchten Zielgruppe eine untergeordnete Rolle, da nur ein geringer negativer Zusammenhang zum PSQ20 besteht. Die Notwendigkeit von digitalen Hilfsmitteln zur Abrechnung und Organisation der Arbeit verbessert die Skills der freiberuflichen Hebammen, sodass das Risiko technischer Bedienungsfehler in der Zielgruppe sinkt.

Neben den personengebundenen Einflussfaktoren belegt die Untersuchung für die Dauer der freiberuflichen Tätigkeit unter den Bedingungsressourcen einen statistischen Zusammenhang zum selbst wahrgenommenen Stressempfinden. In der Expositionsgruppe besteht ein mittlerer negativer Zusammenhang zur Dauer der Freiberuflichkeit und der Belastungsempfindung. Demnach ist bei Berufsanfängern und -anfängerinnen das Belastungsempfinden höher. Für die Kontrollgruppe bedeutet eine kürzere Arbeitstätigkeit ein höheres wahrgenommenes Beruhigungsempfinden durch eine Abgrenzung, sodass ein psychologisches Detachment für Berufsanfänger/-innen sinnvoll ist. Zukünftige Untersuchungen können Wirkungsweisen zur Rolle von im Berufsleben angeeigneten Coping-Strategien oder zum unsicheren Umgang mit Notfallfragen bei Berufsanfängern/-anfängerinnen aufdecken. Es liegen zwischen den Gruppen keine signifikanten Unterschiede zur Dauer der Freiberuflichkeit vor. Der Anteil der Hebammen mit einer Berufserfahrung von über 35 Jahren ist mit 4,5 % sowohl in der Expositions- als auch in der Kontrollgruppe gering, sodass für diese Gruppe nur eingeschränkt Daten zur Ableitung von Handlungsempfehlungen zur Verfügung stehen.

Für die wöchentliche Arbeitszeit gibt es einen positiven Zusammenhang. Das bedeutet, dass je höher die Arbeitszeit ist, desto höher sind die Belastungswerte und die Werte des PSQ20. Gründe dafür sind, dass eine höhere Arbeitszeit mit mehr betreuten Familien und damit potenziell mehr

Kontakten außerhalb der regulären Arbeitszeit einhergeht. Der Zusammenhang zur allgemeinen Stresserhebung über den PSQ20 eignet sich weniger als Prädiktor, da die Arbeitszeit an sich das Stressempfinden unabhängig der damit einhergehenden Erreichbarkeitsanforderung beeinflusst. Da 17,6 % der befragten Hebammen eine Arbeitszeit von mehr als 100 %, also mehr als 40 Stunden in der Woche, angaben, sind die Ergebnisse von anderen Stressoren wie einer hohen Arbeitsbelastung oder mangelndem psychologischen Detachment abhängig (vgl. Huyghebaert-Zouaghi et al., 2018, S. 144 ff.). Das Einzelitem der Belastungsempfindung durch die Erreichbarkeit belegt einen geringen Zusammenhang durch die Erreichbarkeit.

Als Einflussfaktoren auf das selbst wahrgenommene Stressempfinden schließen die Befragungsergebnisse den Arbeitsort, eine Praxiszugehörigkeit, Nebentätigkeiten, den höchsten Bildungsabschluss und die Kontaktpersonen durch fehlende Zusammenhänge zur psychometrischen Skala und den Einzelitems in der Kontroll- und Expositionsgruppe aus. Zum Alter besteht zur allgemeinen Skala des PSQ20 ein geringer Zusammenhang. Entgegen dem aktuellen Forschungsstand, nach dem das Alter die Belastungswahrnehmung beeinflusst (vgl. Pluta/Rudawska, 2021, S. 590 ff.), ist in der Zielgruppe keine Wirkung auf die Belastungsempfindung in der Expositionsgruppe nachweisbar. Fraglich ist, ob dieser geringe Zusammenhang zur Erhebung mittels PSQ20 auf die arbeitsbezogene erweiterte Erreichbarkeit zurückzuführen ist. In der Kontrollgruppe ist ein niedrigeres Alter mit höherer Zustimmung zur beruhigenden Wirkung als mittlerer Effekt statistisch signifikant, sodass jüngere Hebammen von einer Abgrenzung profitieren. Da das Alter die Dauer der Freiberuflichkeit beeinflusst und Berufsanfänger/-anfängerinnen meist ein jüngeres Alter haben, eine lange Berufstätigkeit jedoch ein höheres Alter bedingt, ist eine eindeutige Zuordnung der Wirkung nicht möglich.

Zwischen den angebotenen Leistungen und der Stresswahrnehmung bestehen nur geringe Zusammenhänge. Dieser geringe Effekt gründet auf den unterschiedlichen Anforderungen im Rahmen der Leistungen. Während das Angebot einer geburtshilflichen Tätigkeit eine Rufbereitschaft mit der entsprechenden Vergütung beinhaltet, ist dies bei vor- und nachgeburtlichen Leistungen nicht der Fall. Zudem ist bei geburtshilflichen Leistungen ein auf den Kontakt folgender Ortswechsel wahrscheinlicher. Zu diesem besteht ein positiver Zusammenhang zur Belastungswahrnehmung und zum PSQ20, wonach eine steigende Rate an Ortswechseln mit steigender Belastung korreliert. Ein auf den Kontakt folgender ungeplanter notwendiger Ortswechsel erhöht die Interrollenkonflikte (vgl. Menz, 2017, S. 29). Damit steht die Erreichbarkeit mit den Folgen des Kontakts als Stressor in Verbindung.

Das Verfügen über Vorwissen zu Stress und stressauslösenden Faktoren steht in geringem bis mäßigem Zusammenhang zur psychometrischen Skala des PSQ20 und der Belastungsempfindung. Fraglich ist die Wirkungsrichtung. Es ist unklar, ob hohe psychische Beanspruchungswerte zu hohen Wissensständen infolge einer Auseinandersetzung mit der Thematik führen oder ob ein bestehendes Vorwissen die Stresswahrnehmung beeinflusst. Forschungen zu Ursache-Wirkungs-Zusammenhängen sind notwendig, um dies zu definieren.

Die Erhebung und anschließende Auswertung identifiziert verschiedene Einflussfaktoren auf das selbst wahrgenommene Stressempfinden. Unter den Objektressourcen eignet sich eine Abgrenzung über ein Arbeitshandy oder einen Behandlungsvertrag, wobei die Wirkung auf das selbst wahrgenommene Stressempfinden von der tatsächlichen Nutzung abhängt und nicht von einer Scheinnutzung. Asynchrone Kommunikationswege helfen durch eine Dringlichkeitsbewertung bei der Unterscheidung hinsichtlich eines Reaktionszeitraums.

Bei den personalen Ressourcen sind die Gründe, die zu einer Erreichbarkeit führen – die eigene Erwartungshaltung und die Dritter, die Vereinbarkeit mit privaten Verpflichtungen und die Wertschätzung – relevante Einflussfaktoren.

Das Alter, die Dauer der freiberuflichen Tätigkeit, Absprachen und Vertretungsregelungen der von der Erreichbarkeit betroffenen Personen, die wöchentliche Arbeitszeit, anschließende aufsuchende Betreuungen und die Kontakthäufigkeit stehen unter den Bedingungsressourcen in Verbindung zum selbst wahrgenommenen Stressempfinden.

Die Entlohnung und die Situationen, die zur Regeneration und zum Aufbau von Ressourcen relevant sind, hängen signifikant im Bereich der Energieressourcen mit den Werten des PSQ20 und der Belastungsempfindung zusammen.

Diese statistischen Zusammenhänge zu den Einflussfaktoren eignen sich für verhaltens- und verhältnispräventive Maßnahmen, um die psychische Gesundheit und speziell das selbst wahrgenommene Stressempfinden zu beeinflussen. Da Limitationen zum Untersuchungsdesign und zur Untersuchungsdurchführung die Aussagekraft der Ergebnisse beeinflussen, erfolgt eine Einordnung der Einschränkungen vor den anschließend abgeleiteten Handlungsempfehlungen.

3.2 Limitationen

Die gefundenen Ergebnisse und Zusammenhänge stützen zu großen Teilen den aktuellen Forschungsstand und die im theoretischen Hintergrund erläuterten Modelle und Theorien. Vor der Ableitung von Handlungsempfehlungen auf Grundlage der dargestellten Ergebnisse dienen Limitationen hinsichtlich des Studiendesigns, der Methodik, der Erhebungsform und der Ergebnisse der Vermeidung von Fehlinterpretationen.

Da das ROBINS-I Assessment Tool (vgl. Sterne et al., 2016) zur Identifikation von Verzerrungsrisiken für Fall-, Kontroll- und Kohortenstudien konzipiert wurde, eignet sich dieses Instrument weniger für eine spezifische Analyse der vorliegenden Untersuchung. Neben dem ROBINS-I Assessment Tool ist seit Juni 2022 das ROBINS-E Assessment Tool verfügbar. Dieses legt den Fokus auf epidemiologische Beobachtungsstudien. Kritik bezüglich der Validität und des Nutzens für Public Health-relevante Untersuchungen aufgrund der Komplexität des Instruments begründen den fehlenden Einsatz zur gezielten Bewertung der Studie bezüglich Faktoren der Erreichbarkeitsgestaltung unter freiberuflichen Hebammen in Deutschland (vgl. Bero et al., 2018, S. 8 ff.). Daher erfolgt die folgende Bewertung der Verzerrungsrisiken und Limitationen in Anlehnung an die beschriebenen Domänen der beiden Assessmentinstrumente.

Bei der vorliegenden Untersuchung handelt es sich um eine nicht experimentelle Studie im Querschnittdesign. Durch dieses – das sich aufgrund von zeitlichen und organisatorischen Gründen und zur Beantwortung der Forschungsfrage eignet – lassen sich Zusammenhänge ableiten. Diese stellen die aktuelle Ist-Situation dar. Eine Aussage zur Wirkungsrichtung hinsichtlich Ursache und Wirkung sowie Kausalitäten ist bei diesem Studiendesign nicht möglich und bedarf weiterer Forschung und die Einordnung der Ergebnisse in die bestehende Forschung durch die Diskussion (vgl. Döring/Bortz, 2016c, S. 204).

Die interne Validität ist bei diesem Studiendesign reduziert. Durch den Einsatz einer validierten Skala zur Erhebung des selbst wahrgenommenen Stressempfindens und der theorie- und modellbasierten Auswahl der weiteren Items verbessert sich die Validität. Die Konstruktvalidität gewährleistet die in Kap. 1.2 und 1.3 definierten Nomenklaturen. Ein qualitativer Pre-Test verbessert darüber hinaus die Validität. Da es sich um eine Vollerhebung handelt, lassen sich die Ergebnisse auf die gesamte Population der freiberuflichen Hebammen übertragen (externe Validität). Darüber hinaus bietet die quantitative Erhebung durch größere Stichproben und statistische Kennzahlen ein größeres Maß an Objektivität. Ein Restrisiko für fehlende Antwortkategorien bleibt trotz Pre-Test und theoriegeleiteter Fragebogenkonzeption bestehen (vgl. Döring/Bortz, 2016c, S. 184 f.).

Einschränkungen bestehen entsprechend dem ROBINS-I Tool, welches das Bias-Risiko für nicht randomisierte Untersuchungen begutachtet (vgl. Sterne et al., 2022; Döring/Bortz, 2016c, S. 210 ff.). Die freiwillige Teilnahme an der Untersuchung erhöht das Selbstselektionsbias und das Partizipationsbias. Demnach nehmen vermehrt Probanden mit einem erhöhten Interesse an der Thematik – in diesem Fall der arbeitsbezogenen erweiterten Erreichbarkeit – an der Befragung teil. Die deskriptiven Häufigkeitsdaten bezüglich Alter, Leistungen, Bildungsstand oder Dauer der freiberuflichen Tätigkeit geben keinen Hinweis auf eine einseitige Teilnahme einzelner Subgruppen in der Kontroll- und Expositionsgruppe. Die aktive Rekrutierung per E-Mail reduziert das Selbstselektionsrisiko (vgl. Döring/Bortz, 2016b, S. 411; Döring/Bortz, 2016a, S. 125).

Da nicht alle Hebammen eine E-Mail-Adresse im Internet hinterlegen, erreicht die E-Mail-Anfrage im Sinne einer Vollerhebung nicht alle Hebammen gleich. Fehlende Rückmeldungen von 13 Landesverbänden der Hebammen zur Weiterleitung an die Mitglieder lässt keinen Rückschluss auf die über andere Kanäle als die E-Mail-Anfrage erreichten Hebammen zu. Durch einen Verband ist die Weiterleitung der Einladung zur Befragung gesichert, ein weiterer veröffentlichte diese auf seiner Internetpräsenz. Ein weiterer lehnte eine Weiterleitung von Forschungsanfragen auf Basis eines Vorstandsbescheids ab. Somit ist die Erreichbarkeit aller in Deutschland tätigen Hebammen als Vollerhebung ergänzend zur Handsuche eingeschränkt über die Forschungsseite des Bundesverbandes möglich. Die Hebammen, die Angaben zum E-Mail-Kontakt im Internet preisgeben, sind möglicherweise diejenigen, die eine arbeitsbezogene erweitere Erreichbarkeit anbieten. Eine Verallgemeinerbarkeit der Ergebnisse auf die gesamte Population ist damit eingeschränkt.

Der Einsatz eines Pre-Tests verbessert die Validität der Erhebung. Da keine vollumfängliche Hebammenliste zur Verfügung steht, erfolgte die Stichprobenziehung aus den generierten E-Mail-Adressen. Hebammen ohne Angabe einer E-Mail-Adresse finden im Pre-Test keine Berücksichtigung. Da die Rücklaufquoten von Pre-Test und Haupterhebung nur gering voneinander abweichen (15,1 % Pre-Test; 11,1 %–16,8 % Hauptuntersuchung), ist der Pre-Test als aussagekräftig einzustufen. Es handelt sich um einen qualitativen Pre-Test, sodass von der eingeschränkten Datengrundlage zur Stichprobenziehung ein geringes Verzerrungsrisiko ausgeht. Die Rücklaufquote ihrerseits ist kein Indikator für die Repräsentativität der Studie (vgl. Döring/Bortz, 2016b, S. 411). Für aussagekräftige Ergebnisse eignet sich die statistische Berechnung nach dem in Kap. 2.1.2 definierten Auswertungsplan für bivariate Korrelationen inklusive Signifikanzangaben.

Ein weiteres Verzerrungsrisiko ergibt sich aus dem Fragebogen. Die Befragung verwendet eine Skala zur Selbstauskunft (vgl. Döring/Bortz, 2016d, S. 252). Neben situationsbedingten Schwankungen in der Wahrnehmung ist eine Verzerrung zur Beeinflussung der Ergebnisse zur Verbesserung der Berufsbedingungen zu beachten. Halo-Effekte, zentrale Tendenzen und soziale Erwünschtheit zur Beantwortung sowie Self-Serving-Bias sind nicht auszuschließen. Durch den Einsatz eines theoriegestützten Fragebogens, einer validierten Skala und der statistischen Auswertung hinsichtlich Signifikanz reduziert sich dieses Risiko.

Weiterführende Untersuchungen auf Grundlage von objektiven Kriterien wie der Herzfrequenz, des Cortisol- oder TSH-Spiegels als Ausdruck metabolischer Reaktionen von arbeitsbezogener erweiterter Erreichbarkeit auf das Belastungsempfinden, patientenrelevante Endpunkte oder eine Beobachtungsstudie sind notwendig, um die in dieser Arbeit aufgezeigten Korrelationen über Ursache-Wirkungs-Zusammenhänge zu untersuchen. Zur Beantwortung der Forschungsfrage eignen sich die objektiven Indikatoren nicht, da das selbst wahrgenommene Stressempfinden im Zentrum der Forschungsfrage steht. Die Modelle zur Stressentstehung (vgl. Kap. 1.2) legen nahe, dass die Bewertung der Belastungsempfindung individuell erfolgt. Damit eignet sich die Selbstauskunft, um Belastungsfaktoren zu identifizieren. Zukünftig ergänzen weitere Untersuchungen mithilfe anderer Skalen wie der digitalen Burnout-Skala von Erten und Özdemir das Verständnis zum allgemeinen Ausmaß und zur Abgrenzung digitaler Belastung unabhängig der Arbeitskontakte (vgl. Erten/Özdemir, 2020, S. 668 ff.). Ergänzend eignen sich Erhebungen, die Baseline-Unterschiede der Zielgruppe wie Stresstypen, die ein erhöhtes Risiko für Belastungsfolgen aufweisen, identifizieren (vgl. Karlsen et al., 2021, S. 855 ff.). Damit lässt sich die Zielgruppe, die besonders von Gesundheitsförderungs- und Präventionsmaßnahmen profitiert, weiter eingrenzen.

Daneben ergeben sich durch die Erhebungsform eines quantitativen Fragebogens weitere Risiken. Die Onlineerhebung birgt das Risiko hoher Abbrüche oder schneller und fehlerhafter Antworten. Ein Ausschluss von Daten mittels Relative-Speed-Index erhöht die Qualität der Ergebnisse. Da Hebammen zur Abrechnung der Leistungen mit den Krankenkassen eine digitale Rechnung erstellen, verfügt jede in Deutschland tätige Hebamme über einen Internetzugang. Daher eignet sich der digitale Zugang zur Zielgruppe trotz des dargestellten Risikos von Fehlern. Ein Onlinefragebogen eignet sich durch die hohe Reichweite und die Anonymität zur Beantwortung der Forschungsfrage. Bei Unklarheiten ermöglicht eine Kontaktangabe die Klärung von Fragen (vgl. Döring/Bortz, 2016c, S. 181 ff.).

Trotz der Konzeption des Fragebogens auf Basis des aktuellen Forschungsstands und unter dem Einsatz einer validierten Skala besteht ein geringes Risiko, dass relevante Einflussfaktoren fehlen. Die Anpassung der Antwortkategorien und der Pre-Test stützen dieses Risiko nicht. Die bisherigen Daten zur arbeitsbezogenen erweiterten Erreichbarkeit in anderen Berufsgruppen liegen vielfach als Querschnittstudien vor, die methodische Einschränkungen bezüglich Wirkungszusammenhängen besitzen. Dennoch helfen die Ergebnisse in der Literatur und die zugrunde liegenden Modelle und Theorien, um die gefundenen Zusammenhänge der Befragung unter freiberuflich tätigen Hebammen in Deutschland hinsichtlich der Zusammenhänge zu interpretieren.

Bei der gewählten statistischen Auswertung handelt es sich zur Klärung der Forschungsfrage um die Berechnung bivariater Zusammenhänge (vgl. Döring/Bortz, 2016e, S. 658). Die komplexe und multifaktorielle Entstehung von Beanspruchung, Belastung und deren Folgen erschweren die Auswertung der Ergebnisse. Ein eindeutiger Ursache-Wirkungs-Zusammenhang sowie ein Zusammenwirken mehrerer Variablen sind durch die statistischen Kennzahlen nicht möglich und bedürfen weiterer statistischer Tests und Erhebungen. Die Unvorhersehbarkeit der Arbeit erschwert bei Hebammen eine Abgrenzung zwischen beruflichen und privaten Kontakten. Ein Hinweis auf die Unterscheidung zwischen den Domänen senkt das Risiko einer fehlerhaften Beantwortung des Fragebogens. Ein Restrisiko besteht, dass der Fokus bei der Beantwortung der Fragen nicht ausschließlich auf der Freiberuflichkeit lag.

Da es sich bei dem selbst wahrgenommenen Stressempfinden um eine allgemeine Skala handelt, wurde die ursprünglich geplante Auswertung angepasst und ergänzend die Belastungsempfindung durch eine arbeitsbezogene erweiterte Erreichbarkeit in der Expositionsgruppe und die Beruhigungsempfindung durch Abgrenzung in der Kontrollgruppe abgefragt und berechnet. Damit ist eine Fehlinterpretation durch das Risiko des Einflusses anderer Stressoren infolge der Arbeitsbedingungen geringer (vgl.

Schulz et al., 2021, S. 5; Dettmers et al., 2012, S. 55). Items, die eindeutig einen Bezug zur arbeitsbezogenen erweiterten Erreichbarkeit aufweisen, wie beispielsweise die Erwartungen, lassen trotz der Verwendung einer allgemeinen Skala der Stresswahrnehmung Schlüsse auf einen Zusammenhang zur Erreichbarkeit zu. Durch die Zusatzauswertung beziehen sich allgemeine Items wie das Alter und die Dauer der Erreichbarkeit besser auf die Forschungsfrage, sodass die Ergebnisse auf die Erreichbarkeitsgestaltung zurückzuführen sind. Entsprechend steht das Alter signifikant im Zusammenhang zur Stresswahrnehmung; durch einen fehlenden Zusammenhang zur Belastungsempfindung ist der Zusammenhang zur allgemeinen Skala jedoch nicht eindeutig. Da nur bei 17,7 % der Hebammen eine Einschränkung der Erreichbarkeitszeiten vorliegt, ist die Datengrundlage für die Kontrollgruppe eingeschränkt und signifikante Ergebnisse seltener. Zudem ist bei der Kontrollgruppe nicht abgrenzbar, inwiefern sie eine Einschränkung der Erreichbarkeit tatsächlich durchführt. Die quantitative Erhebung wird an einzelnen Stellen um eine Antwortkategorie „Sonstiges" mit der Möglichkeit zur Freitexteingabe ergänzt. Zur Vermeidung von Ergebnisverzerrungen verzichtet die Analyse auf eine nachträgliche Zuordnung zu den Antwortmöglichkeiten. Die Möglichkeit der Freitexteingabe dient der besseren Interpretation der Ergebnisse (vgl. Döring/Bortz, 2016d, S. 221 ff.).

Der Versorgungsauftrag von Hebammen in Deutschland ermöglicht eingeschränkt eine Ausweitung der Ergebnisse auf andere Länder. Eine Ausweitung der Ergebnisse setzt für jedes Land die individuelle Analyse der gesetzlichen und berufspolitischen Besonderheiten voraus. Die Erhebung ermöglicht keine Unterscheidung hinsichtlich kultureller Unterschiede. Datenschutzgründe schließen eine Auswertung entsprechend dem Geschlecht aus.

Zusammenfassend ist die Untersuchung trotz verschiedener Bias-Risiken und Limitationen bezüglich der Erhebungsform, des Studiendesigns, der Methodik und der Ergebnisse zur Beantwortung der Forschungsfrage geeignet. Die Qualitätssicherung erfolgt durch die vorgestellten Maßnahmen wie den Einsatz eines Pre-Tests, die Durchführung einer Vollerhebung oder die statistische Auswertung der Datensätze. Die Arbeit dokumentiert den Umgang mit fehlerhaften Daten, die Messung der Ergebnisse und die Orientierung am vorab definierten Studienprotokoll entsprechend den Vorgaben des ROBINS-I Tools. Zur Sicherstellung der Berichtsqualität erfolgt die Dokumentation der Ergebnisse dieser Untersuchung in Anlehnung an das STROBE-Statement zur Dokumentation von Beobachtungsstudien. Das sichert eine objektive und nachvollziehbare Darstellung der Querschnittstudie auf Grundlage von 22 Kriterien (vgl. Elm et al., 2008, S. 262 f.).

Das folgende Kapitel beschreibt auf Grundlage der Ergebnisse Handlungsempfehlungen für die Zielgruppe, die eine gesundheitsförderliche Gestaltung der Arbeitsbedingungen ermöglichen.

3.3 Maßnahmen zur Verhaltensprävention und Gesundheitsförderung

Die aktuelle Studienlage legt nahe, dass Erholung nicht vollständig die gesundheitlichen Folgen einer arbeitsbezogenen erweiterten Erreichbarkeit abbaut (vgl. Vieten et al., 2022, S. 280 ff.). Die Folgen sind abhängig von der individuellen Bewertung und den zur Verfügung stehenden Coping-Strategien und Ressourcen (vgl. Kap. 1.2; Dettmers/Biemelt, 2018, S. 497 ff.; Dettmers, 2017b, S. 170). Das und die hohe Verbreitung der Erreichbarkeit in der Freizeit begründen die Relevanz der Untersuchung, um Einflussfaktoren auf das selbst wahrgenommene Stressempfinden zu identifizieren und anhand dessen gezielte Handlungsempfehlungen abzuleiten.

Das Ziel der Handlungsempfehlungen ist eine Beeinflussung der Einflussfaktoren und Stressoren und die Nutzung von Ressourcen zum Erhalt der Arbeitskraft, zur langfristigen Sicherung der Beschäftigung und zur Reduktion von Kosten für die Versicherungen und die Gesellschaft. Die selbstständige Tätigkeit und der Fokus auf dem selbst wahrgenommenen Stressempfinden begründen den Fokus auf verhaltensorientierte und individuelle Präventionsmaßnahmen. Dies ermöglicht kurz- und langfristige Veränderungen und einen schnelleren Einsatz als beispielsweise Regelungen auf gesetzlicher Ebene.

Das eigene Verhalten ist abhängig von den sozial-normativen, organisatorischen und arbeitsbezogenen Rahmenbedingungen, sodass langfristig ergänzend Maßnahmen der Verhältnisprävention notwendig sind (vgl. Schlachter et al., 2018, S. 833 ff.).

Da das selbst wahrgenommene Stressempfinden von individuellen Bewältigungsstrategien, Maßnahmen und dem Wunsch nach Segmentation oder Integration abhängt, eignen sich nicht alle Maßnahmen für jede Hebamme gleich (vgl. Beermann et al., 2017, S. 10; Menz, 2017, S. 41). Laut Menz et al. gibt es zwei Risikogruppen: diejenigen, bei denen eine Integration in andere Lebensbereiche besteht, sich diese aber nicht wünschen, und diejenigen, die sich abgrenzen und eine Integration wünschen (vgl. Menz, 2017, S. 32; Menz et al., 2017, S. 56). Die Ergebnisse der Umfrage belegen, dass unter freiberuflichen Hebammen die Belastungsempfindung durch fehlendes Boundary Management größer ist. Aufgrund dessen und aufgrund der gesundheitlichen Folgen arbeitsbezogener erweiterter Erreichbarkeit fokussieren die Handlungsempfehlungen Segmentierungsstrategien und Stressbewältigungsmaßnahmen.

Zur Reduktion des selbst wahrgenommenen Stressempfindens eignen sich besonders verhaltenspräventive Maßnahmen, wodurch sich individuelle Ressourcen und Stressoren einer freiberuflich tätigen Hebamme in Deutschland berücksichtigen und einbinden lassen. Mögliche Maßnahmen und deren Wirkungen sind bereits in anderen Untersuchungen dokumentiert und lassen sich auf die identifizierten Einflussfaktoren auf das selbst wahrgenommene Stressempfinden übertragen. Der Einführung verschiedener Maßnahmen sind dabei meist mehrere Ziele zugeordnet, die sich dann wiederum auf einen oder mehrere Einflussfaktoren auswirken.

Durch die **Anschaffung und konsequente Nutzung eines Arbeitshandys** lassen sich u. a. die Einflussfaktoren Kontaktmedium und Erwartungshaltung der betreuten Familien beeinflussen, da ein Arbeitshandy eine physische, psychologische und zeitliche Grenzziehung ermöglicht (vgl. Clark, 2000, S. 747 ff.). Ein separates Endgerät für Arbeitsbelange ermöglicht u. a. durch die gezielte Abschaltung zu festgelegten Zeiten eine klare Trennung zwischen arbeitsbedingten und privaten Kontakten. Dies gestattet eine Grenzziehung im Sinne eines Boundary Managements je nach Häufigkeit und Länge der Erreichbarkeitszeiten und je nach Segmentations- oder Integrationswunsch, sodass es in der Folge seltener zu Work-Domain-Konflikten kommt (vgl. Dobberstein et al., 2014, S. 28 ff.; Cho et al., 2020, S. 533 ff.; Costa et al., 2009, S. 1125 ff.; Huyghebaert-Zouaghi et al., 2022, S. 2 ff.; Saternus, 2019, S. 5 ff.). Die Erreichbarkeitszeiten lassen sich über technische Möglichkeiten regulieren. Eine Option ist die Einrichtung einer zeitlichen Sperre über den E-Mail-Provider für den Empfang von neuen E-Mails, wodurch sich der Teledruck durch das reine Vorhandensein neuer E-Mails oder Nachrichten reduziert (vgl. Dobberstein et al., 2014, S. 28 ff.). Durch eine Anrufbeantworterfunktion regulieren sich synchrone Anfragen in Abhängigkeit der gewünschten Erreichbarkeitszeiten, vorausgesetzt, das angebotene Tätigkeitsspektrum ermöglicht dies (vgl. Ott et al., 2021, S. 220). Wird eine Rufbereitschaft vorausgesetzt, lässt sich durch die Einschränkung von asynchronen beruflichen Anfragen in der Freizeit wie beispielsweise E-Mail- oder SMS-Anfragen dennoch die Häufigkeit von Work-Domain-Konflikten verringern. Moderne technische Möglichkeiten vieler Handyhersteller und Apps zum digitalen Wohlbefinden ermitteln gezielt die Nutzungszeiten des Arbeitstelefons und schlüsseln diese nach den genutzten Apps und Kontaktwegen auf. Dies macht die Dauer der Handynutzung sichtbar und kontrollierbar im Sinne eines individuellen Monitorings (vgl. van Velthoven et al., 2018, S. 2 ff.). Neben diesen zeitlichen und physischen Grenzen dient die Nutzung eines Arbeitshandys zusätzlich dem psychologischen Detachement. Hierfür wird das Arbeitshandy als Symbol der Erreichbarkeit gezielt weggelegt (vgl. Ott et al., 2021, S. 226); dies unterstützt das Erlernen von Feierabendritualen (vgl. Ott et al., 2021, S. 220). Somit ist ein unvorhergesehener Wechsel aus der Freizeit in die Arbeitsrolle nur mit individuell vorab definierten Gründen nötig, die von der Nutzung von unvorhergesehenen Wartezeiten – z. B. bei der Nutzung öffentlicher Verkehrsmittel – über eine Optimierung des Zeitmanagements bis hin zur Erreichbarkeit für frisch entbundene Frauen mit Beschwerden reichen. Diese vorab definierten Gründe basieren lediglich auf der intrinsischen Motivation der Hebamme und sind nicht fremdbestimmt, was entsprechend der Zusammenhangsauswertung mit geringerer psychischer Belastungsempfindung einhergeht. Zusammenfassend gestattet die Nutzung eines Arbeitshandys die Wahrung mentaler Distanz, die Kontrolle über arbeitsbedingte erweiterte Erreichbarkeit und sie ermöglicht Erholungszeiten, die laut dem Effort-Recovery-Modell nach Meijman und Mulder (vgl. 1998, S. 5 ff.) zur gesundheitlichen Regeneration notwendig sind (vgl. Ott et al., 2021, S. 226; Derks et al., 2014, S. 87 ff.). Dabei ist die konsequente Nutzung des Arbeitshandys für ein positives Detachment elementar.

Die **Erstellung eines Behandlungsvertrags** beinhaltet die Definition von Erreichbarkeitszeiten, Concept Shifts und Antwortzeiträumen und vereinfacht ergänzend die konsequente Nutzung eines Arbeitshandys (vgl. Ott et al., 2021, S. 228; Schuss/Gross, 2019, S. 4). Dies gelingt durch die darin für die betreuten Familien und die freiberuflich tätige Hebamme verbindlich definierten Erreichbarkeitszeiten (vgl. Ayerle/Mattern, 2018, S. 30 ff.; Mattern et al., 2017, S. 3 ff.). Damit werden u. a. die Erwartungshaltung der Familien, der Kolleginnen und Kollegen sowie die Erreichbarkeitszeiten beeinflusst. Besonders die betreuten Familien wünschen sich Informationen über die Erreichbarkeit der Hebamme (vgl. Ayerle/Mattern, 2018, S. 30 ff.; Mattern et al., 2017, S. 3 ff.). Diesem Wunsch kann damit nachgegangen werden. Zur verbesserten Transparenz können Erreichbarkeitszeiten zusätzlich über das Internet veröffentlicht werden, sodass auch Familien bei einer ersten Kontaktanfrage informiert sind. Die Definition von Erreichbarkeitszeiten und die Forderung nach Freiräumen fördern durch die Schaffung von arbeitsfreien Zeiten das psychologische Detachement, also die psychische Loslösung von beruflichen Aufgaben (vgl. Derks et al., 2014, SS. 87 ff.; Strobel, 2013, S. 49 ff.; Ott et al., 2021, S. 226). Zusätzlich ermöglicht der Behandlungsvertrag die Definition von Regeln und Dringlichkeitsanforderungen für die potenziellen Kontakte, beispielsweise bezüglich des Umgangs mit Notfällen oder Fragen, die ein Aufschieben zulassen (vgl. Ayerle/Mattern, 2018, S. 30 ff.; Mattern et al., 2017, S. 3 ff.). Ergänzend gestattet der Behandlungsvertrag die Bestimmung eines bevorzugten Kommunikationswegs, je nach Präferenz der Hebamme, wobei E-Mail- oder SMS-Anfragen ein asynchrones Arbeiten ermöglichen und eine erste Dringlichkeitseinschätzung durch die Hebamme die Reaktionsgeschwindigkeit darauf beeinflusst. Alternativ stehen synchrone Möglichkeiten wie Telefonate oder Videotelefonie zur Verfügung, die eine zeitgleiche Kommunikation mit den betreuten Frauen ermöglichen (vgl. Ott et al., 2021, S. 226).

Die durch die Verschriftlichung im Behandlungsvertrag geschaffenen Erholungszeiten – z. B. nachts oder in definierten Zeiträumen, die besonders als Belastung wahrgenommen werden – verbessern wiederum die psychische und physische Gesundheit entsprechend dem Effort-Recovery-Modell nach Meijman und Mulder (vgl. Meijman/Mulder; 1998, S. 5 ff.; Day et al., 2019, S. 602 ff.; Kikuchi et al., 2018, S. 698 ff.). Zudem reduzieren sich Work-Domain-Konflikte durch die Grenzziehung und die bewusste Prioritätensetzung der Hebamme, wodurch das Stressempfinden sinkt (vgl. Cho et al., 2020, S. 533 ff.; Costa et al., 2009, S. 1125 ff.; Huyghebaert-Zouaghi et al., 2022, S. 2 ff.; Day et al., 2019, S. 602 ff.).

Zusätzlich ermöglicht ein Behandlungsvertrag eine rechtliche Absicherung, da dieser Vertretungsregelungen für den Notfall definiert. Dies dient zudem der Qualitätssicherung der freiberuflich tätigen Hebamme. Bietet die Hebamme eine Erreichbarkeit als individuelle Gesundheitsleistung (IGeL) an, die also nicht der von der Krankenkasse entsprechend dem Versorgungsauftrag umfassten Vergütung entspricht – wie beispielsweise die Rufbereitschaft –, so ist dies im Rahmen des Behandlungsvertrags für beide Parteien schriftlich zu fixieren (vgl. Strobel, 2013, S. 49 ff.). Die zusätzliche Vergütungsoption beeinflusst das Anstrengungs-Belohnungs-Ungleichgewicht (vgl. Siegrist, 1996a, S. 27 ff.) für die Hebamme im Zuge des vermehrten Arbeitspensums durch die arbeitsbezogene erweiterte Erreichbarkeit positiv und zugunsten der psychischen Gesundheit (vgl. Buddeberg-Fischer et al., 2010, S. 376).

Ein durch die Befragung identifizierter Stressor ist die gefühlte Anforderung an die arbeitsbezogene erweiterte Erreichbarkeit durch die betreuten Familien. Ursächlich hierfür ist u. a. das fehlende Wissen der Bevölkerung über die Arbeitsbereiche der Hebamme. Somit ist eine Handlungsoption die **Öffentlichkeitsarbeit**, um die Gesellschaft für die vielfältigen Arbeitsbereiche und -aufgaben einer freiberuflichen Hebamme zu sensibilisieren und die Wertschätzung für die Arbeit der Hebamme zu steigern. Die Aufgaben, die der Hebamme durch den Versorgungsauftrag zukommen, müssen mit den Erwartungen der betreuten Familien abgeglichen und gegebenenfalls angepasst werden. Aber auch **Aufklärungskampagnen** in der Berufsgruppe selbst sensibilisieren für die gesundheitlichen Gefahren und Risiken durch eine arbeitsbezogene erweiterte Erreichbarkeit. Da laut der Untersuchung besonders Berufsanfänger/-innen und junge Hebammen ein erhöhtes Risiko für das selbst wahrgenommene Stressempfinden aufweisen, sind diese besonders zu erreichen. Die Integration von Handlungsoptionen und rechtlichen sowie gesundheitswissenschaftlichen Grundlagen in die Ausbildung und das primärqualifizierende Studium ermöglichen es, die besonders gefährdete Zielgruppe direkt und umfassend zu erreichen. Darüber hinaus bilden Schulungen den Zugang zu betroffenen Hebammen und vertiefen die Auseinandersetzung mit der Thematik. Berufsinterne Aufklärungskampagnen bewerben darauf aufbauend die Verfügbarkeit solcher Schulungen. Die Arbeit mit Testimonials und Vorbildern erhöht die Akzeptanz der Kampagne und sichert den Erfolg (vgl. Kalch/Meitz, 2019, S. 471 ff.).

Inhalte der beworbenen **Schulungen für die Zielgruppe** fokussieren theoretisch und praktisch den Schutz der psychischen Gesundheit. Die Theorie beinhaltet Gesundheitswissen im Sinne einer Health Literacy mit dem Wissen um Warnsignale, Risikofaktoren und Stressoren für die Entstehung psychischer Beanspruchung, die Unterscheidung von Eustress und Disstress und Grundlagen im betrieblichen Gesundheitsmanagement inklusive psychischer Gefährdungsbeurteilung. Um die freiberuflich tätige Hebamme bei der Umsetzung von Handlungsoptionen zu unterstützen, beinhaltet die Schulung zudem Methoden der Prozessplanung wie den PDCA-Zyklus. Neben diesen theoretischen Inhalten hilft das Erlernen von Coping-Strategien, z. B. entsprechend dem transaktionalen Stressmodell nach Lazarus (vgl. Costa et al., 2009, S. 1125 ff.), beim Erhalt und der nachhaltigen Sicherung der Arbeitsfähigkeit. Dies wirkt sich nicht nur auf die Stressoren durch die arbeitsbezogene erweiterte Erreichbarkeit, sondern auch auf die bereits durch Schulz et al. herausgestellten Arbeitsbelastungen aus (vgl.

Schulz et al., 2021, S. 20 ff.). In solchen zielgruppenspezifischen Stressseminaren lernen die Teilnehmenden, die Warnsignale des Körpers zu erkennen – wie beispielsweise die in Kap. 1.4 aufgezeigten körperlichen Reaktionen auf (Fehl-)Belastungen (vgl. Metz/Rothe, 2017, S. 12) – und der Ursache psychischer Beanspruchung zuzuordnen. Daneben sind Bewältigungsmechanismen wie Boundary Management, Entspannungsmethoden und die Reflexion des eigenen Verhaltens als Coping-Strategien thematisch relevant (vgl. Dettmers et al., 2016a, S. 295; Dobberstein et al., 2014, S. 28 ff.; Pauls et al., 2016, S. 4). Die Schulung von Konflikt- und Kommunikationsfähigkeiten ermöglicht es der Hebamme, ihre Ziele in schwierigen Gesprächen und Betreuungssituationen aufrechtzuerhalten (vgl. Behrens et al., 2021, S. 416). Zudem liegt der Fokus auf den Vorteilen der gewonnenen Flexibilität und den reduzierten negativen Folgen einer uneingeschränkten arbeitsbezogenen erweiterten Erreichbarkeit durch die klare Definition von Erreichbarkeitsregeln und Ausnahmen (vgl. Dettmers/Biemelt, 2018, S. 497 ff.; Vahle-Hinze et al., 2014, S. 113; Pedersen/Jeppesen, 2012, S. 347 ff.).

Ist über die Schulungen hinaus ein erhöhter Unterstützungsbedarf in der Identifikation von Warnsignalen, der Auswahl individueller Grenzen oder der Umsetzung von Handlungsoptionen notwendig, eignet sich **Coaching**. Die vielfältigen Einsatzbereiche von Coaching ermöglichen mithilfe eines geschulten Coaches die Einflussnahme auf alle in der Untersuchung herausgestellten verhaltensorientierten Einflussfaktoren unter Berücksichtigung der individuellen Lebens- und Arbeitsbedingungen des Coachees. Somit unterstützt Coaching die Empfänger/-innen bei der Situationsbewertung sowie der Reflexion von Gründen und Motiven des eigenen Verhaltens und begleitet fachlich bei der Initiierung von individuellen kurz-, mittel- und langfristigen Bewältigungsstrategien unter Berücksichtigung der zur Verfügung stehenden Ressourcen der betroffenen Hebamme (vgl. Thompson et al., 2022, S. 149 ff.; Schulz et al., 2021, S. 5; Lohmer, 2013, S. 123; Zimmermann, 2003, S. 264 ff.). Unter Anleitung setzen die Coachees bewusst Prioritäten und definieren und planen gezielt Maßnahmen zur Zielerreichung (vgl. Day et al., 2019, S. 602 ff.). Die Inhalte eines Coachingprozesses entsprechen den individuell gesetzten Zielen und umfassen beispielsweise Maßnahmen zur Erhöhung der Selbstwirksamkeit (vgl. Lange/Kayser, 2022, S. 7 ff.), Stressbewältigungstraining (vgl. Klauer/2012, S. 263 ff.) oder Handlungen zur Verbesserung des Boundary Managements. Im speziellen Fall der arbeitsbezogenen erweiterten Erreichbarkeit erleichtern im Rahmen des Coachings erlernte Strategien die Einhaltung und Einforderung von Erholungszeiten. Eine gelungene Grenzziehung reduziert die Häufigkeit der Kontakte, mit der Folge seltenerer Work-Domain-Konflikte (vgl. Huyghebaert-Zouaghi et al., 2022, S. 2 ff.; Cho et al., 2020, S. 533 ff.; Costa et al., 2009, S. 1125 ff.). Ist eine Erreichbarkeit aufgrund der Arbeitsgestaltung nicht beeinflussbar, beispielsweise bei Rufbereitschaft, ermöglicht Coaching das Erlernen von Regenerationsstrategien zur Stressreduktion. Die Folge ist eine positive Wirkung auf die Psyche entsprechend der Theorie des Effort-Recovery-Modells nach Meijman und Mulder (vgl. Meijman/Mulder; 1998, S. 5 ff.; Day et al., 2019, S. 602 ff.; Dettmers/Biemelt, 2018, S. 497 ff.). Das im Coaching Gelernte unterstützt die freiberuflich tätige Hebamme bei der Selbstfürsorge und dem verantwortungsvollen Umgang mit digitalen Medien (vgl. Dahl, 2018, S. 132 ff.; Lohmer, 2013, S. 123; Strobel, 2013, S. 49 ff.).

Die vorliegende Untersuchung hat ergeben, dass das selbst wahrgenommene Stressempfinden von Teamabsprachen, den Erwartungen der Kolleginnen/Kollegen und den Situationen, die als Belastung wahrgenommen werden, abhängt. **Kooperationsverträge** mit anderen Hebammen oder Leistungserbringern in der Versorgung von Mutter und Kind wie Hebammenzentralen, Kliniken, niedergelassene Gynäkologen oder Pädiater reduzieren die selbst wahrgenommene Verpflichtung, ständig erreichbar sein zu müssen, und kommt dem Wunsch nach klaren Vorgaben bei den betreuten Familien nach (vgl. Ayerle/Mattern, 2018, S. 30 ff.; Mattern et al., 2017, S. 3 ff.). Durch Vertretungsregelungen, die besonders aufgrund des Fachkräftemangels und der Versorgungsengpässe relevant sind, kommen die Hebammen zum einen der rechtlichen Absicherung im Notfall und den Vorgaben von Qualitätsmanagement nach; zum anderen ist eine Versorgungssicherung der betreuten Familien gewährleistet und damit der Gefahr einer Progredienz von Gesundheitseinschränkungen durch eine schnelle Reaktion entgegengewirkt. Darüber hinaus ermöglichen geeignete Kooperationen und Absprachen der freiberuflich tätigen Hebamme die Möglichkeit, klare Offline-Zeiten und damit Regenerationsphasen zu definieren (Effort-Recovery-Modell) (vgl. Ott et al., 2021, S. 226; Ayerle/ Mattern, 2018, S. 30 ff.; Mattern et al., 2017, S. 3 ff.; Vahle-Hinze et al., 2014, S. 113; Dettmers et al., 2012, S. 57).

Sowohl ergänzend zu Kooperationen als auch als einzelne Maßnahme ist **Workforce-Management** zur Reduzierung des selbst wahrgenommenen Stressempfindens durch arbeitsbezogene erweiterte Erreichbarkeit geeignet. 17,6 % der an der Untersuchung teilnehmenden freiberuflich tätigen Hebammen geben eine wöchentliche Arbeitszeit von mehr als 40 Stunden pro Woche an. Mit der Zahl an betreuten Familien steigt das Risiko von arbeitsbezogenen Kontakten in der Freizeit und damit die Notwendigkeit einer aufsuchenden Betreuung. Durch die dabei häufig auftretenden Work-Domain-Konflikte fehlen Regenerationszeiten. Dementsprechend ist eine frühzeitige Kapazitätsplanung für die freiberufliche Tätigkeit notwendig, die sowohl administrative als auch nicht aufsuchende Beratungen berücksichtigt. Dieses Vorgehen vermeidet Überlastungen, die entsprechend der Untersuchung am häufigsten für psychische Belastungswahrnehmung ursächlich ist (Kategorie „Anforderung" des PSQ20). Die betreuten Familien profitieren zeitgleich von einer umfangreicheren Betreuung, verbesserter Patientensicherheit und einer gestiegenen Betreuungsqualität, wenn die Hebamme unter Ausnutzung des von den Krankenkassen zur Verfügung gestellten Kontingents mehr Zeit für eine einzelne Familie einplanen kann (vgl. Mattern et al., 2017, S. 3 ff.). Häufigere aufsuchende Kontakte und damit **verkürzte Abstände zwischen den Hausbesuchen** reduzieren arbeitsbezogene digitale Anfragen von Familien in der Freizeit der Hebamme, da zum einen die Zeit zum nächsten Termin kürzer ist und dies einen Aufschub bei nicht dringenden Fragen ermöglicht; zum anderen lassen sich viele Beratungsthemen in den häufigeren Hausbesuchen vorbeugend besprechen. Dies führt zu selteneren unkontrollierbaren Kontakten sowie Kontakten nur im Notfall (vgl. Mattern et al., 2017, S. 3 ff.), die entsprechend den Ergebnissen der Befragung als weniger stressbildend wahrgenommen werden. Neben der besseren Planbarkeit reduzieren häufigere Präsenztermine die Kontaktierung im Notfall. Die engmaschige Betreuung ermöglicht die Früherkennung von Komplikationen, sodass das Risiko einer Outcome-Verschlechterung bei den betreuten Familien sinkt. Durch die aufsuchende Betreuung optimiert die Hebamme zudem ihr Einkommen, da die Abrechnungsleistung für einen aufsuchenden Wochenbettbesuch höher ist als für eine telefonische Beratung. Hinsichtlich des Fachkräftemangels verstärkt sich dadurch allerdings die Problematik, dass vermehrt Frauen ohne Betreuung sind. Dennoch ist Workforce-Management für die freiberufliche Hebamme geeignet, um gezielt die eigenen zur Verfügung stehenden Ressourcen zu nutzen und Überlastungen zu vermeiden (vgl. Schulz et al., 2021, S. 5; Ayerle/Mattern, 2018, S. 30 ff.; Mattern et al., 2017, S. 3 ff.). Die verbesserte Versorgungsqualität und das höhere Einkommen optimieren die wahrgenommene Belohnung, sodass die Hebamme entsprechend dem Anstrengungs-Belohnungs-Ungleichgewicht die Anstrengung weniger als psychisch beanspruchend wahrnimmt (vgl. Buddeberg-Fischer et al., 2010, S. 376).

Die wahrgenommene Erwartungshaltung der betreuten Familien steht entsprechend den Befragungsergebnissen im signifikanten Zusammenhang zum wahrgenommenen Stressempfinden. Da bereits andere Untersuchungen (vgl. Ayerle; Mattern, 2018, S. 30 ff.; Mattern et al., 2017, S. 3 ff.) herausgestellt haben, dass die betreuten Familien eine klare Definition von Erreichbarkeitszeiten wünschen, ist die frühzeitige **Abklärung der Erwartungen mit den betreuten Familien** eine Handlungsoption, um durch fehlerhaftes Wissen über die Wünsche der Familien das selbst wahrgenommene Stressempfinden zu beeinflussen (vgl. Pangert et al., 2017, S. 28 ff.). Bereits andere Untersuchungen haben eine positive Auswirkung durch gegenseitige Rücksichtnahme und Aufklärung auf das Stressempfinden nachgewiesen (vgl. Ott et al., 2021, S. 228). In einem solchen Gespräch kann die Familie zusätzlich beraten und in einer Dringlichkeitsbewertung einer potenziellen Anfrage geschult werden, sodass die Familien eigenverantwortlich einschätzen lernen, ob eine Anfrage bis zum nächsten Termin, bis zur nächsten telefonischen Sprechstunde oder akut beantwortet werden muss (vgl. Ott er al., 2021, S. 228). Eine entsprechende Handreichung für die Frauen, die nach den individuellen Gegebenheiten und Einstellungen der Hebamme veränderbar ist, erleichtert den Familien die Einschätzung im Bedarfsfall.[9] Transparente Regelungen, die z. B. innerhalb eines Behandlungsvertrags fixiert werden, unterstützen die Wünsche der Hebamme und kommen den Forderungen der Familien nach Informationen zur Erreichbarkeit nach (vgl. Strobel, 2013, S. 4). Hierzu definiert die freiberuflich tätige Hebamme entsprechend ihrer Freizeit und den Besonderheiten der betreuten Familie Sprechzeiten (vgl. Ayerle/Mattern, 2018, S. 30 ff.; Mattern et al., 2017, S. 3 ff.; Dobberstein et al., 2014, S. 28 ff.). Ergänzend sollte den betreuten Familien bewusst gemacht werden, dass das Ausmaß der erweiterten Erreichbarkeit ein freiwilliges Angebot der freiberuflichen Hebamme und nicht selbstverständlich ist. Die dadurch gewonnene Wertschätzung und Anerkennung wirken sich positiv auf das Anstrengungs-Belohnungs-Ungleichgewicht aus (vgl. Ayerle/Mattern, 2018, S. 30 ff.; Mattern et al., 2017, S. 3 ff.; Buddeberg-Fischer et al., 2010, S. 376).

Um die neuen Verhaltensweisen zu sichern und den Erfolg der Absprachen zu messen, eignet sich eine **Abschlussevaluation im Anschluss an die Betreuung** einer Familie. Zusätzlich gibt es in diesem Zusammenhang Zeit und Raum für Anerkennung und Lob, sodass die damit einhergehende Wertschätzung die Belastungsempfindung positiv beeinflussen kann (vgl. Buddeberg-Fischer et al., 2010, S. 376). Da die Evaluation Bestandteil des jährlich durchzuführenden internen Audits als Teil des Qualitätsmanagements für Hebammen ist, entsteht für die Hebamme nur ein geringer zusätzlicher organisatorischer Aufwand, sodass diese Abschlussevaluation veränderte Zufriedenheiten bei den betreuten Familien durch die neu eingeführten Einschränkungen der Erreichbarkeit aufdeckt. Dies ermöglicht einen Abgleich zwischen der vermuteten Erreichbarkeitserwartung und der Realität.

Um neben den Erwartungen der Familien ergänzend den Erwartungen der Kolleginnen/Kollegen nachzukommen und zusätzlich ein unterstüt-

---

9 Die Handreichung für betreute Familien zur Einschätzung der Dringlichkeit einer Frage steht Ihnen über die Website des Verlags zum Download zur Verfügung: http://www.aon.media/iwqdvh.

zendes Netzwerk zu bilden, eignen sich **regionale Kreistreffen oder Qualitätszirkel** unter Hebammen. Gefundene Kontakte ermöglichen Absprachen und Aufteilungen von Erreichbarkeitszeiten. Zudem fördern Treffen den kollegialen Austausch, bauen bei gemeinsamen Absprachen den Konkurrenzdruck ab und ermöglichen Synergien (vgl. Ayerle/Mattern, 2018, S. 30 ff.; Mattern et al., 2017, S. 3 ff.). Die Zusammenarbeit erleichtern die **Anbindung an die Telematikinfrastruktur** und die gemeinsame Nutzung einer digitalen Patientenakte oder einer Kollaborationssoftware. Mit den technischen Hilfsmitteln stehen allen an der Betreuung beteiligten Fachkräften die zur Beratung notwendigen Informationen zur Verfügung, was die Betreuung im Vertretungsfall erleichtert. Die Nutzung eines digitalen Terminvergabeservices reduziert zusätzlich die Kontakte für Betreuungs- oder Kursanfragen.

Die durchgeführte Befragung konnte herausstellen, dass neben den Kolleginnen/Kollegen auch das private soziale Netzwerk potenziell als Stressor fungiert. Die klare **Absprache mit der eigenen Familie und dem Freundes- oder Bekanntenkreis** hilft dabei, diese Personengruppen gezielt als soziale Unterstützung und somit als Ressource zu gewinnen. Dafür müssen die Regeln für alle Beteiligten klar definiert und eingehalten werden (vgl. Keller et al., 2012, S. 32; Klauer, 2012, S. 263 ff.). Empfindet die Hebamme die gleichzeitige Kinderbetreuung zu den digitalen Kontakten als belastend, so hilft die zeitlich klar definierte Telefonsprechzeit dabei, eine Kinderbetreuung für diesen Zeitraum zu organisieren (vgl. Yu, 2014, S. 203 ff.). Dies in Verbindung mit einer bewussten Prioritätensetzung für die Erholungszeiten verringert die Gefahr von Work-Domain-Konflikten (vgl. Cunha et al., 2022, S. 56; Cho et al., 2020, S. 533 ff.; Day et al., 2019, S. 602 ff.; Strobel, 2013, S. 49 ff.; Costa et al., 2009, S. 1125 ff.). Die Erholungszeiten sind wiederum notwendig, um die Folgen von Stress und die Progredienz damit einhergehender Erkrankungen zu vermeiden (Effort-Recovery-Modell) (vgl. Day et al., 2019, S. 602 ff.).

Trotz dieser Maßnahmen, die auf vielfältigen Ebenen auf die in der Untersuchung identifizierten Einflussfaktoren einwirken, sind Erkrankungen durch psychische Beanspruchung nicht auszuschließen. Um die in Kap. 1.4

aufgezeigten gesundheitlichen Auswirkungen frühzeitig zu erkennen und zu behandeln, eignen sich **regelmäßige medizinische Untersuchungen** der freiberuflich tätigen Hebamme bei ihrem Hausarzt. Dieser identifiziert Warnsignale und Krankheitsbilder von unabhängiger und kompetenter Seite und initiiert sowohl präventive Maßnahmen als auch Behandlungen.

Mithilfe der genannten zielgruppenspezifischen Maßnahmen lassen sich je nach Segmentations- oder Integrationsbedarf und nach zu beeinflussender Ressourcenkategorie nach Hobfoll Maßnahmenpakete für jede Hebamme individuell ableiten und kombinieren (vgl. Pauls et al., 2016, S. 4). Damit werden den Stressoren Bewältigungsstrategien entgegengesetzt, die Einfluss auf die Bewertung entsprechend dem transaktionalen Stressmodell und auf das selbst wahrgenommene Stressempfinden nehmen (vgl. Lazarus; Folkmann, 1984, S. 22 ff.; Rusch, 2019, S. 66 ff.).[10]

Ergänzend zum transaktionalen Stressmodell ermöglichen die vorgestellten Maßnahmen eine Beeinflussung des Gesundheitsverhaltens in verschiedenen Stadien einer Verhaltensänderung in Anlehnung an das sozial-kognitive Prozessmodell präventiven Handelns (HAPA-Modell) von Schwarzer (vgl. Reinke/Gerlach, 2022, S. 695 ff.; Hoffmann/Faselt, 2012, S. 39 ff.; Faselt/Hoffmann, 2010, S. 91).

Da jede Hebamme individuelle Maßnahmen aufgrund unterschiedlicher Motive, Motivation und Arbeitsbedingungen benötigt, eignen sich für die Identifikation von Einflussfaktoren für die einzelne Hebamme Schulungen, Öffentlichkeitsarbeit und Coaching. Letzteres hilft individuell bei der Priorisierung und Umsetzung einzelner Maßnahmen. Die Öffentlichkeitsarbeit hinsichtlich Risiken und Maßnahmenoptionen empfiehlt sich zielgruppenspezifisch durch die Hebammenverbände. Den Hebammen wird eine tabellarische Auflistung dieser Maßnahmen zur Verfügung gestellt. Die Schulung von Maßnahmen der betrieblichen Gesundheitsförderung und der psychischen Gefährdungsbeurteilung sowie Methoden der Maß-

10 Eine Übersicht und Zusammenfassung der zusammengestellten Maßnahmen inklusive des Wirkungsbereichs der in der Befragung identifizierten Einflussfaktoren auf das selbst wahrgenommene Stressempfinden bietet die Tabelle „Maßnahmen der Verhaltensprävention zur Reduktion des selbst wahrgenommenen Stressempfindens bei erweiterter Erreichbarkeit unter freiberuflichen Hebammen", die Ihnen auf der Verlagswebsite zum Download zur Verfügung steht: http://www.aon.media/iwqdvh.

nahmenplanung wie der PDCA-Zyklus helfen der Hebamme, die Einflussfaktoren zu identifizieren, individuelle Methoden der Bewältigung aus den vorgestellten Maßnahmen auszuwählen und nach der Einführung auf ihre Wirkung hin zu überprüfen.

Die Umsetzung verhaltensorientierter Maßnahmen hängt aufgrund der fehlenden gesetzlichen Regelungen für Freiberufler und Selbstständige in Bezug auf betriebliches Gesundheitsmanagement und psychische Gefährdungsbeurteilung von der Eigenfürsorge ab. Rückfallprävention erfolgt durch regelmäßige Beurteilung im Rahmen des verpflichtenden internen Audits für jede Hebamme mithilfe der tabellarischen Auflistung der Maßnahmen (vgl. Ott et al., 2021, S. 225 ff.).

Neben organisatorischen und individuellen Maßnahmen in Verantwortung der Hebamme müssen langfristig verhältnispräventive Maßnahmen die verhaltenspräventiven Maßnahmen ergänzen. Diese betreffen entsprechend den Ergebnissen der Befragung die Vergütung (vgl. Ayerle/Mattern, 2018, S. 30 ff.; Mattern et al., 2017, S. 3 ff.). Eine Option ist die Anpassung der Vergütung für Wochenbettbetreuungen nicht als Pauschale, sondern nach Zeitaufwand. Diese ermöglicht der Hebamme, mehr Zeit für eine Familie in aufsuchender Betreuung aufzubringen, ohne unwirtschaftlich zu arbeiten. In dieser Zeit gibt es mehr Raum für Aufklärung und Fragen, was die Häufigkeit der Kontakte beeinflusst und die Betreuungsqualität verbessert.

Eine weitere Option ist eine dauerhafte Anpassung der Vergütung der Leistungen mittels Kommunikationsmedium nach Zeitaufwand ohne Kontingentbegrenzung. Somit wird das Anstrengungs-Belohnungs-Ungleichgewicht positiv beeinflusst (vgl. Buddeberg-Fischer et al., 2010, S. 376). Begleitende Evaluationsstudien hinsichtlich Kosten-Nutzen sind notwendig, um dauerhafte Anpassungen durch die Krankenkasse zu begründen. Die Berechnung des Return on Investment für die Krankenkassen berücksichtigt Krankheitskosten durch die Folgen der Erreichbarkeit und Kosten durch die Gatekeeping-Funktion der Hebamme (vgl. DGUV, 2013, S. 14 ff.; Kramer/Bödecker, 2008, S. 5 ff.).

Alternativ könnte die Hebamme den Familien für eine arbeitsbezogene erweiterte Erreichbarkeit eine private Leistung ähnlich der Rufbereitschaftspauschale in Rechnung stellen. Neben ethischen Aspekten der IGeL, die eine verbesserte Versorgung von Familien mit höherem Einkommen betreffen (präventives Dilemma), umfassen negative Auswirkungen einen dynamischen Moral Hazard, nach dem die Bezahlung häufigere Kontakte bedingt und der Fokus nicht auf der Betreuung, sondern auf der Gewinnoptimierung liegt. Dieser Einsatz bedarf einer Evaluation zur umfassenden Wirkung auf das selbst wahrgenommene Stressempfinden (vgl. Raspe, 2007, S. 30; Zweifel/Manning, 2000, S. 409 ff.).

Zusätzlich sind gesetzliche Anpassungen für verbesserte Berufsbedingungen für Hebammen notwendig, um die vielfältigen psychischen Beanspruchungen entsprechend dem Job-Demands-Resources-Modell (vgl. Schulz et al., 2021, S. 20 ff.) abzumildern und die Wirkung einzelner Stressoren zu reduzieren. Dies umfasst beispielsweise eine Ausweitung der Ruhezeitregelungen und der Pflicht einer psychischen Gefährdungsbeurteilung bei Selbstständigen. Da die Maßnahmen der Verhältnisprävention nicht im individuellen Ermessen der Hebamme liegen und Zeit zur Umsetzung benötigen, eignen sich primär Maßnahmen auf Grundlage von intrinsischer Motivation und Anreize zur personellen Veränderung, um die durch die Befragung identifizierten Einflussfaktoren auf das selbst wahrgenommene Stressempfinden zu beeinflussen.

Bei allen Kampagnen, Öffentlichkeitsarbeiten und Maßnahmen ist die Partizipation der Zielgruppe für eine verbesserte Wirksamkeit und Annahme notwendig. Eine Einbringung vieler Hebammen in der Berufspolitik unterstützt die Sprachkraft der Verbände (vgl. WHO, 1997).

3.4 Stressprävention für weitere gesundheitsbezogene Berufe

Im theoretischen Hintergrund wurden die gesundheitlichen Folgen einer arbeitsbezogenen erweiterten Erreichbarkeit bereits dargestellt. Diese beschränken sich nicht ausschließlich auf die Zielgruppe freiberuflich tätiger

Hebammen, sondern sind für alle Arbeitstätigen im Gesundheitswesen relevant, die von einer arbeitsbezogenen erweiterten Erreichbarkeit betroffen sind. Die COVID-19-Pandemie und der damit einhergehende Fortschritt in flexiblen und ortsunabhängigen Arbeitsformen nehmen Einfluss auf die Erreichbarkeit für die Arbeits- sowie Freizeit und erhöhen damit das Risiko für gesundheitliche Folgen (Kap. 1). Dabei ist eine Erreichbarkeit in vielen Berufen sichtbar, wie beispielsweise in der Gastronomie, der Datenverarbeitung, dem Medizinsektor oder der Pädagogik (vgl. Pangert/Pauls, 2014, S. 18). Freiberufler sind mit 29 % von einer Entgrenzung der Arbeit betroffen (vgl. Nübling et al., 2015, S. 47 ff.). Bei Angestelltentätigkeiten betrifft die Erreichbarkeit besonders kleinere Unternehmen, die Land- und Forstwirtschaft, darstellende und unterhaltende Berufe und nicht medizinische Gesundheitsberufe (z. B. Ernährungsberater/-innen), wobei direkte Gesundheitsberufe (z. B. Logopäden/Logopädinnen, Apotheker/-innen) und unterhaltende Berufe (z. B. Musiker/-innen, Journalisten/Journalistinnen) am häufigsten kontaktiert werden (vgl. Wöhrmann et al., 2016, S. 77 ff.). Daher ist es notwendig, die empirischen Befunde der vorliegenden Untersuchung jeweils kritisch auf die Ausweitung auf andere Berufsgruppen hin zu prüfen. So wurden im Rahmen der Befragung neben der psychometrischen Skala zur Erfassung des selbst wahrgenommenen Stressempfindens zusätzlich Einzelitems abgefragt, die den Ressourcenkategorien nach Hobfoll zugeordnet sind. Die Auswahl der Einzelitems basiert auf verschiedenen validierten Modellen und Theorien aus dem Bereich der arbeitsbezogenen erweiterten Erreichbarkeit, der Forschung in Bezug auf psychische Belastung und Beanspruchung und Forschung zur Wirkung von digitalen Hilfsmitteln.

Die Einzelitems gelten nicht explizit für die untersuchte Berufsgruppe, sondern ermöglichen es, mithilfe der Ergebnisse – unter Berücksichtigung der speziellen Charakteristika der Berufsgruppe der freiberuflich tätigen Hebammen – Rückschlüsse auf andere Berufsgruppen zu ziehen. Zur Wiederholung: Freiberuflich tätige Hebammen sind in drei von vier Fällen soloselbstständig. Die Arbeitsgrundlage bildet der § 134a SGB V. Die Bindung an die Krankenkassenleistungen und -vergütung verhindert eine freie Preisgestaltung für die angebotenen Leistungen. Zudem arbeiten Hebammen am und mit Menschen in besonderen gesundheitlichen Situationen. Dies unterscheidet Hebammen von anderen Berufsgruppen, da lebensbedrohliche Notfälle ebenso berücksichtigt werden müssen wie die Unplanbarkeit der Geburtshilfe. Da der Beruf der Hebamme fast ausschließlich von Frauen ausgeübt wird, wäre auch eine genderrelevante Forschung notwendig. Unter Berücksichtigung der genannten Besonderheiten ist eine Übertragbarkeit der Befunde auf andere Berufsgruppen und somit eine Diskussions- und Forschungsgrundlage für weitere Forschung im Hinblick auf andere Berufsgruppen möglich. Im Fokus der Übertragbarkeit stehen die Frage nach der Zumutbarkeit in anderen Berufen sowie der subjektive Erwartungsdruck (vgl. Wöhrmann et al., 2016, S. 81 ff.).

Die Abb. 1.8 in Kap. 1.4 unterscheidet zwischen organisatorischen und personellen Einflussfaktoren, die die gesundheitlichen Folgen einer arbeitsbezogenen erweiterten Erreichbarkeit beeinflussen können, und fasst die Einflussfaktoren, die im theoretischen Hintergrund anhand von bestehender Forschung identifiziert werden konnten, zusammen. Diese Einflussfaktoren sind unabhängig von der Berufsgruppe zu betrachten.

Zur besseren Übersicht werden die Einflussfaktoren, bei denen signifikante Zusammenhänge nachgewiesen werden konnten, in Abb. 3.1 grün hinterlegt. Diese bilden die Diskussionsgrundlage für die Übertragbarkeitsprüfung auf andere Berufsgruppen. Hierbei wird lediglich auf die identifizierten signifikanten Zusammenhänge eingegangen. Der fehlende Nachweis für einzelne Einflussfaktoren wurde bereits ausführlich in der Diskussion dargelegt. Dies impliziert jedoch nicht, dass von diesen Einflussfaktoren grundsätzlich kein Einfluss auf das selbst wahrgenommene Stressempfinden besteht, sodass sie für andere Berufsgruppen dennoch Gültigkeit haben können. So sind die Vorhersehbarkeit aufgrund der speziellen Arbeitsbedingungen der Hebamme durch beispielsweise Notfälle und die Unplanbarkeit der Geburt schwieriger von anderen gesundheitsbezogenen Berufsgruppen (z. B. Ärzte/Ärztinnen) abzugrenzen. Zudem ist die Fehleranfälligkeit durch die technische Ausstattung einer Hebamme, über die die Erreichbarkeit angeboten wird, als geringer anzusehen, da freiberuflich tätige Hebammen zu knapp 90 % über das Handy kontaktiert werden. In anderen Berufsgruppen kann die Kontaktart variieren, sodass die Nutzung von beispielsweise Servicehotlines oder beruflichen Servern störanfälliger ist. Des Weiteren ist anzumerken, dass fehlende Nachweise bei den personellen Einflussfaktoren darauf zurückzuführen sind, dass die komplexen Konstrukte einzelner Persönlichkeitsmerkmale wie Zwänge oder Neurotizismus nicht umfassend in der Befragung abgefragt wurden.

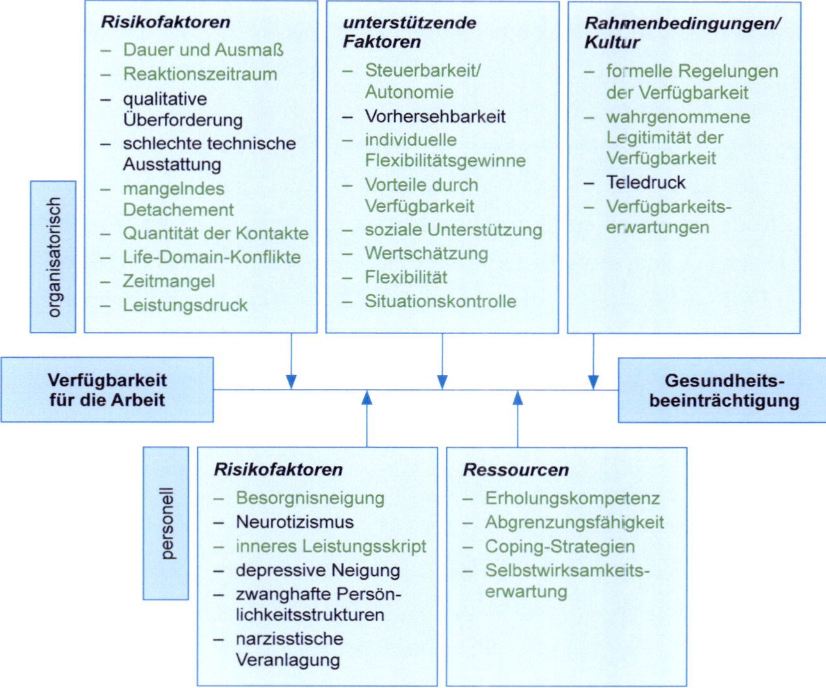

Abb. 3.1: Identifizierte Zusammenhänge zu den Einflussfaktoren auf die Gesundheit bei arbeitsbezogener erweiterter Erreichbarkeit (vgl. Dettmers, 2017a, S. 170 f.)

Bei einer arbeitsbezogenen erweiterten Erreichbarkeit besteht unabhängig vom Beruf das Risiko von Work-Domain-Konflikten. Die zur Verfügung stehenden Ressourcen und die Arbeitsanforderungen unterscheiden sich jedoch je nach Beruf (vgl. Demerouti et al., 2001, S. 499 ff.).

Zu den signifikanten Ergebnissen der vorliegenden Untersuchung zählt auch, dass ein Zusammenhang zwischen der Dauer und des Ausmaßes einer arbeitsbezogenen Erreichbarkeit und dem selbst wahrgenommenen Stressempfinden besteht. Die gesundheitlichen Folgen und der Zusammenhang sind bereits für Arbeitnehmende in einer Regressionsanalyse bestätigt (vgl. Arlinghaus/Nachreiner, 2014, S. 1100 ff.). Dabei führt eine häufigere Kontaktierung unabhängig des Berufs zu vermehrten Work-Domain-Konflikten. Nübling et al. fanden heraus, dass dieses Risiko bei Angestellten mit einem höheren Anteil geistiger Tätigkeit doppelt so hoch ist wie bei Angestellten, bei denen der Fokus auf ausführenden Tätigkeiten liegt, und dass die Entgrenzung mit der beruflichen Verantwortung steigt (vgl. Nübling et al., 2015, S. 47 ff.). Die Forderung nach einer Begrenzung der Häufigkeit ist dementsprechend unausweichlich (vgl. Hassler/Rau, 2016, S. 25 ff.).

Ein definierter Reaktionszeitraum führt je nach Vorgabe, wie schnell auf einen Ruf reagiert werden muss, zu vermehrtem Teledruck und ist je nach Dringlichkeit der Anfrage ebenfalls für andere Berufsgruppen relevant. Dabei wird anderen i. d. R. eine längere Frist zur Antwort eingeräumt, als man sich diese selbst eingesteht (vgl. Feuchtl et al., 2016, S. 78 ff.). Dies korreliert mit dem gefundenen Zusammenhang zum gesteigerten inneren Leistungsdruck und dem fehlenden Detachement, das nachweislich unabhängig der Berufsgruppe negativ auf die psychische Gesundheit wirkt (vgl. Huyghebaert-Zouaghi, 2022, S. 2 ff.).

Auch die Zusammenhänge zwischen dem Stresserleben und der wöchentlichen Arbeitszeit sind stabil für die Übertragung auf andere Berufsgruppen. Steigende Arbeitszeit ist entsprechend einer Untersuchung mit einem höheren Risiko für eine höhere Anzahl an Kontakten in der Freizeit verbunden (vgl. Wöhrmann et al., 2016, S. 76 ff.). Dies wiederum resultiert in zunehmendem Zeitmangel. Der Termin- und Leistungsdruck als Stressor in vielen Branchen verstärkt diesen Effekt noch, wobei dies mit steigender Verantwortung wie bei Personen in Führungspositionen und bei Selbstständigen zunimmt (vgl. Wöhrmann et al., 2016, S. 74 ff.; Karlsen et al., 2021, S. 855 ff.). Die Überlastung in vielen Branchen des Gesundheitswesens (vgl. Thörel et al., 2020a, S. 37 ff.) ist nicht zuletzt auf den Fachkräftemangel zurückzuführen. Daher sind Zeitmangel, Leistungsdruck und Life-Domain-Konflikte als Einflussfaktoren in Verbindung mit einer Erreichbarkeit auf das selbst wahrgenommene Stressempfinden auf andere gesundheitsbezogene Berufsgruppen übertragbar. Dies wird im Rahmen der PSQ20-Erhebung über die Kategorie „Anforderung" abgefragt.

Bezüglich der unterstützenden Faktoren konnten signifikante Zusammenhänge zum selbst wahrgenommenen Stressempfinden und der Steuerbarkeit, der Autonomie, dem Flexibilitätsgewinn, den Vorteilen der Verfügbarkeit und der Situationskontrolle nachgewiesen werden. Diese Faktoren sind elementar, um die arbeitsbezogene erweiterte Erreichbarkeit als Vorteil zu betrachten, und stellt im Umgang mit belastenden Situationen eine wichtige Gesundheitsressource dar. Eine gefühlte Illegitimität ist auch in anderen Berufen für Beeinträchtigungen der psychischen Gesundheit verantwortlich (vgl. Costa et al., 2009, S. 1125 ff.; Dettmers/Biemelt, 2018, S. 497 ff.). Im Angestelltenverhältnis sind in diesem Zusammenhang die Kommunikation mit und die Vorgabe von Kunden/Kundinnen und Kollegen/Kolleginnen zu beachten; in der Selbstständigkeit vermehrt das Verhältnis und die Abhängigkeit zu Auftraggebern und sonstigen beruflichen Kontakten. Von diesen Personengruppen kann – ähnlich der betreuten Familien der freiberuflichen Hebammen – eine Forderung nach Erreichbarkeit gestellt werden, ohne dass dies aus der reinen Tätigkeit heraus notwendig wäre. Dieses Verhältnis wird von Untersuchungen gestützt, nach denen eine Erreichbarkeit aus individuellen Gründen mit Flexibilität verknüpft wird und eine betriebsbedingte, von außen erwartete Erreichbarkeit mit negativen Emotionen und steigenden Stresswerten einhergeht (vgl. Nöhammer/Stichlberger, 2019, S. 1191 ff.; Amlinger-Chatterjee/Wöhrmann, 2017, S. 39 ff.). Um die Legitimität zu fördern, eignet sich eine betriebliche Überführung der unregulierten Erreichbarkeit in eine regulierte Form (z. B. Rufbereitschaft, Bereitschaftsdienst). Besonders angesichts der durch die COVID-19-Pandemie bedingten Umstrukturierung der Arbeit (z. B. Homeoffice) ist zu prüfen, inwiefern eine Erreichbarkeit notwendig und regulierbar ist. Zu klären ist entsprechend einer positiven Beeinflussung des Anstrengungs-Belohnungs-Ungleichgewichts, wie die einzelnen Formen vergütet werden können (vgl. Schlachter et al., 2018, S. 825 ff.). Dies ist aufgrund von unterschiedlichen Voraussetzungen der Berufsfelder nicht einheitlich realisierbar. Dennoch eignen sich formelle Regelungen in Form von betrieblichen Regelungen, Maßnahmen des betrieblichen Gesundheitsmanagements bis hin zu Anpassungen der Arbeitsverträge zur positiven Beeinflussung des selbst wahrgenommenen Stressempfindens auch bei anderen gesundheitsbezogenen Berufsgruppen. In Angestelltenverhältnissen ist für diese Aufgabe der Arbeitgeber verantwortlich, bei der Selbstständigkeit die betroffene Person. Bei einem Angestelltenverhältnis ist die unregulierte Form besonders zu kommunizieren, um die gefühlten Anforderungen von allen Beteiligten aufzuklären, wobei die regulierte Form aufgrund des Schutzes durch das Arbeitsrecht zu bevorzugen ist. Regelungen sind gemeinsam mit dem Mitarbeitenden zu finden, wodurch die Akzeptanz und die Realisierbarkeit verbessert werden. Sowohl bei der Erreichbarkeit aus betriebsbedingten als auch intrinsischen Gründen können durch formelle Regelungen die Rahmenbedingungen – z. B. Zeiten, Ausmaß und Situationen – beeinflusst werden, in denen eine Erreichbarkeit als besonders belastend wahrgenommen wird (vgl. Dettmers et al., 2012, S. 54). Ist eine Erreichbarkeit in einem Betrieb gewünscht, sollte der Vorgesetzte über den verantwortungsvollen Umgang mit Erreichbarkeit aufklären und diese in seiner Vorbildfunktion vorleben (vgl. Stempel et al., 2022, S. 42 ff.). Ob die als besonders belastenden Situationen, die in der Umfrage identifiziert wurden, auf andere Berufe übertragbar sind, ist fraglich und individuell zu betrachten. Dennoch scheinen besonders nächtliche Störungen die Erholungsfähigkeit in besonderem Maße zu beeinträchtigen.

Formelle Regelungen eignen sich insbesondere, um die Verfügbarkeitserwartung von allen betroffenen Parteien unabhängig des Berufs abzuklären sowie verbindlich und transparent niederzuschreiben. Von außen wahrgenommene Erwartungen wirken dabei belastender als die intrinsische Motivation. Dies belegt die durchgeführte Befragung und wird durch bestehende Forschung an anderen Berufsgruppen, beispielsweise Angestellten, gestützt (vgl. Reinke/Gerlach, 2021, S. 695 ff.; Seiferling et al., 2019, S. 3 ff.; Pangert/Schüpbach, 2016, S. 15). Ergänzend ähneln selbstständige

Arbeitsformen durch die eigenständige Gestaltung der Arbeitsbedingungen den Arbeitsvoraussetzungen der Hebammen. Freiberufler unterliegen zudem einem Konkurrenzdruck zu anderen Selbstständigen, um langfristig profitabel zu sein und die Selbstständigkeit zu erhalten. Motive zur Verfügbarkeitserwartung lassen sich aus den genannten Gründen am ehesten auf Berufe von Selbstständigen und Freiberuflern übertragen (vgl. Mazmanian/Erickson, 2014, S. 5 ff.). In der Angestelltentätigkeit liegt der Fokus auf dem Erhalt des Arbeitsplatzes. In der Werbe-, Public Relations- und Journalismusbranche ist der Erreichbarkeitsdruck eher auf intrinsische Motive zurückzuführen. Dies spiegeln die Ergebnisse zur wahrgenommenen Erwartungshaltung und den Motiven von freiberuflichen Hebammen wider (vgl. Ninaus et al., 2015, S. 5 ff.).

Da die Zusammenhänge zum sozialen Netzwerk abhängig von den betroffenen Personen sind, muss dies differenzierter bei der Übertragung der Ergebnisse auf andere Berufsgruppen betrachtet werden. Denn bisher liegen keine belastbaren empirischen Befunde zu Einschränkungen vor, die von einer von Erreichbarkeit betroffenen Personengruppe selbst angegeben wurden. Entsprechend kann eine soziale Unterstützung nicht als Prädiktor der ständigen Erreichbarkeit angesehen werden. Indes lassen andere Untersuchungen darauf schließen, dass eine Unterstützung aus dem kollegialen Umfeld, durch ein verbessertes Kohärenzgefühl und eine gestiegene berufliche Selbstwirksamkeit, Stresswerte reduziert (vgl. Keller et al., 2012, S. 32; Buddeberg-Fischer et al., 2010, S. 373 ff.). Daher sollte eine gesundheitsförderliche Arbeitsgestaltung in Anstellung und in Selbstständigkeit sowohl die Sichtweise der von einer arbeitsbezogenen erweiterten Erreichbarkeit betroffenen Person einschließen als auch deren Wert als Ressource stärken.

Hohe protektive Effekte gehen bei der untersuchten Zielgruppe von der entgegengebrachten Wertschätzung für eine Leistung, wie die arbeitsbezogene erweiterten Erreichbarkeit, aus. Dies fördert die intrinsische Motivation für eine Erreichbarkeit entsprechend dem Anstrengungs-Belohnungs-Ungleichgewicht (vgl. Dettmers et al., 2016b, S. 105 ff.; Buddeberg-Fischer et al., 2010, S. 376). Dieses Ungleichgewicht scheint bei Pflegefachfrauen/-männern die höchste negative Differenz mit entsprechenden negativen

Folgen für die psychische Gesundheit aufzuweisen (vgl. Diekmann et al., 2020, S. 847 ff.). In dieser Berufsgruppe geben 33 % an, dass eine Erreichbarkeit von ihnen erwartet wird, von denen wiederum 23 % dies als Belastung empfinden (vgl. Pangert/Pauls, 2014, S. 18 f.). Die hohen Arbeitsanforderungen und der Fachkräftemangel in Verbindung mit geringer Entlohnung machen jedoch deutlich, dass Wertschätzung eine Ressource ist, die sowohl vom Arbeitgeber genutzt werden kann als auch notwendig ist. Legt man zugrunde, dass Wertschätzung aus betriebsbedingten Gründen erfolgt und die gesundheitlichen Folgen abgemildert werden können, ist dieser protektive Einflussfaktor auch für andere Berufssektoren relevant. Je nach Ausgestaltung der Erreichbarkeit ist Wertschätzung von den Vorgesetzten, Kollegen/Kolleginnen oder Kunden/Kundinnen wünschenswert. Die Bedeutsamkeit einer Wertschätzung durch Kundinnen und Kunden ist bereits bei Call-Center-Mitarbeitenden durch die Freundlichkeit und Kontaktqualität der Anrufenden belegt (vgl. Wegge et al., 2007, S. 693 ff.).

Neben den organisatorischen Einflussfaktoren untersuchte die Befragung auch die Erholungskompetenz, die Abgrenzungsfähigkeit und das innere Leistungsskript. Hierzu konnte ein Zusammenhang zum selbst wahrgenommenen Stressempfinden nachgewiesen werden. Diese personellen Ressourcen und Risikofaktoren dienen gemäß dem transtheoretischen Modell der Situationseinschätzung. Ob bestimmte Persönlichkeitsmerkmale, die die Ergebnisse dieser Befragung beeinflussen, in einzelnen Berufsgruppen gehäuft auftreten, ist fraglich. So kann argumentiert werden, dass beispielsweise Personen mit einem pathologischen Altruismus gezielt helfende Berufe auswählen und über eine schlechtere Abgrenzungsfähigkeit verfügen. Auch Pflegekräfte besitzen das höchste Aufwands-Belohnungs-Ungleichgewicht, wohingegen bei Lehrkräften ein hohes intrinsisches Überengagement nachgewiesen werden konnte (vgl. Diekmann et al., 2020, S. 847 ff.). Alle Berufsgruppen vereint, dass die Abgrenzungsfähigkeit von dem Vorhandensein von verhaltensbezogenen Rahmenfaktoren abhängt. So ist die Nutzung eines privaten Telefons mit einem verringerten psychologischen Detachement verknüpft (vgl. Derks et al., 2014, S. 87 ff.), wobei eine Untersuchung der Nutzung eines Arbeitshandys einen geringen Vermittlungseffekt zur psychologischen Loslösung nachweist (vgl. Kondrysova et al., 2022, S. 1 ff.). Dies deckt sich mit den Untersuchungsbefunden der Zielgruppe freiberuflich tätiger Hebammen, sodass neben der Bereitstellung eines Arbeitshandys in anderen Berufsgruppen ergänzende Faktoren zur Abgrenzung wie formelle Regelungen zur Abschaltung notwendig sind. Fehlende Abgrenzung beeinflusst wiederum die Erholungskompetenz und die Regenerationsmöglichkeiten durch die Einschränkung der Freizeit- und Schlafaktivitäten (vgl. Merkus et al., 2015, S. 1087 ff.; Thomée et al., 2010, S. 4 ff.). Da genauere Studien zum Einfluss von Persönlichkeitsstrukturen auf die Berufswahl und deren Folgen auf die arbeitsbezogene erweiterte Erreichbarkeit fehlen, sind die vorliegenden Befunde nur bedingt auf andere Berufsgruppen übertragbar.

Allerdings zeigten die Ergebnisse, dass besonders Berufsanfänger/-innen und junge Hebammen ein erhöhtes Risiko für ein gesteigertes selbstwahrgenommenes Stressempfinden aufweisen und von Prävention und Gesundheitsförderung profitieren könnten. Mögliche Ursache sind weniger zur Verfügung stehende Ressourcen im Umgang mit belastenden Situationen. Die Relevanz einer Verfügbarkeit von Coping-Strategien und eines unterstützenden Netzwerks konnte in unterschiedlichen Studien bestätigt werden und ist in diversen Modellen, z. B. im transaktionalen Stressmodell, dokumentiert (vgl. Lazarus/Folkmann, 1984, S. 22 ff.; Rusch, 2019, S. 66 ff.). Dementsprechend ist zu erwarten, dass auch Berufsanfänger/-innen anderer Berufe, die sich in ihrer kurzen beruflichen Tätigkeit noch nicht ausreichend Strategien angeeignet haben, um auf die Anforderungen durch eine arbeitsbezogene erweiterte Erreichbarkeit zu reagieren, ein erhöhtes Risiko eines gesteigerten selbst wahrgenommenen Stressempfindens haben.

Zusammenfassend ist bei den Zusammenhängen zwischen dem selbst wahrgenommenen Stressempfinden und den Einzelitems davon auszugehen, dass eine Vielzahl an Befunden analog der bestehenden Forschung stabil für die Ausweitung auf andere Berufsgruppen ist. Je nach Gestaltung und personellen Einflussfaktoren kann die Erreichbarkeit als Belastung oder Ressource wahrgenommen werden. Um dies abschließend zu belegen, ist weitere Forschung notwendig. Besonders die Auswirkungen der COVID-19-Pandemie mit der Umstrukturierung auf Homeoffice und flexible Arbeitszeiten und die vermehrte Nutzung von Informations- und Kommunikationstechnologien machen formelle Regelungen, die das Ausmaß, den Reaktionszeitraum und die Verfügbarkeitserwartung betreffen, in allen betroffenen Branchen notwendig (vgl. Cunha et al., 2022, S. 5 ff.). Die entsprechenden Maßnahmen haben das Ziel einer Risikominimierung der gesundheitlichen Folgen. Daher profitieren auch andere betroffene gesundheitsbezogene Berufsgruppen von Maßnahmen zum Boundary Management, wobei bei einer Anstellung zusätzlich zu den beschriebenen Maßnahmen des Kap. 3.3 Arbeitgeberregelungen und gesetzliche Reglementierungen notwendig sind, die die organisatorischen Einflussfaktoren optimieren. Die in Kap. 3.3 dargestellten verhaltenspräventiven Maßnahmen zur Verringerung des selbst wahrgenommenen Stressempfindens lassen sich daher in differenzierter und angepasster Form auf andere gesundheitsbezogene Berufe durchaus übertragen.

4 Zusammenfassung und Schlussbetrachtung

Digitaler Fortschritt, Work-Life-Blending, Integrationsbestrebungen und Veränderungen der Arbeitsanforderung verwischen zunehmend die Grenzen zwischen der Arbeitszeit und privater Zeit (vgl. Bauer, 2018, S. 11; Arlinghaus/Nachreiner, 2014, S. 1100 ff.; Dettmers et al., 2012, S. 53). Die Folgen sind steigende Anforderungen, die sich körperlich und psychisch manifestieren. Eine durch die Fortschritte in der Erreichbarkeitstechnologie relevante steigende psychische Belastung ist die arbeitsbezogene erweiterte Erreichbarkeit (vgl. Arlinghaus/Nachreiner, 2014, S. 1100 ff.). Diese geht von unterschiedlich starker Integration von Arbeitskontakten in die Frei- und Privatzeit aus.

Forschungen belegen, dass von dieser Belastung neben wenigen positiven Gesundheitsfolgen durch einen Flexibilitätsgewinn (vgl. Dettmers/Biemelt, 2018, S. 497 ff.; Gross/Krämer, 2018, S. 17 ff.; Beermann et al., 2017, S. 26; Dettmers, 2017b, S. 167; Feuchtl et al., 2016, S. 70 ff.; Mellner, 2016, S. 149 ff.; Costa et al., 2009, S. 1125 ff.) vermehrt negative Gesundheitsfolgen für Arbeitnehmende zu erwarten sind. Neben körperlichen Symptomen wie eine erhöhte Herzfrequenz oder muskuläre Erkrankungen (vgl. Gimpel et al., 2018, S. 40; Dettmers, 2017a, S. 24 ff.; Rauchenzauner et al., 2009, S. 2608 ff.) liegen Zusammenhänge zu psychischen Erkrankungen wie emotionaler Erschöpfung, Stress und Burnout vor (vgl. Anagnostopoulos et al., 2015, S. 101; Kopfhammer, 2012, S. 1285; Vahle-Hinz/Bamberg, 2009, S. 330 ff.).

Anders als bei Arbeitnehmenden greifen staatliche Schutzmechanismen wie rechtliche Regelungen zu Arbeitszeiten, Ruhezeiten und die Pflicht einer psychischen Gefährdungsbeurteilung bei Selbstständigen und Freiberuflern nicht. Das Berufsbild freiberuflich tätiger Hebammen in Deutschland zeichnet sich durch fehlende Planbarkeit, die Folgen des Fachkräftemangels und steigende Arbeitsanforderungen aus (vgl. Schulz et al., 2021, S. 20 ff.). Zusammen mit der zunehmenden Prävalenz psychischer Erkrankungen sowie den Folgekosten für die Gesellschaft und die

Versicherungen begründen Public-Health-Bestrebungen der Bundesregierung die Verbesserung der Arbeitsbedingungen von Hebammen (vgl. Bundesregierung, 2021, S. 85). In Verbindung mit einer arbeitsbezogenen erweiterten Erreichbarkeit führen diese Bestrebungen zu der Möglichkeit, Beratungen mittels Kommunikationsmedien als Krankenkassenleistung anzubieten, die betreuten Familien beratend und präventiv zu begleiten und im Notfall als erster Ansprechpartner Maßnahmen einzuleiten (vgl. GKV-Spitzenverband, 2018, S. 1 ff.).

Diese Erreichbarkeit empfinden entsprechend früherer Forschung 23 % der Hebammen und Pflegefachfrauen/-männern als Belastung (vgl. Pangert/Pauls, 2014, S. 18 f.). Da diese Berufsgruppen sich hinsichtlich ihrer Arbeitsbereiche und -aufgaben von den in bisheriger Forschung betrachteten Angestellten unterscheiden, wurde eine quantitative Onlinebefragung unter freiberuflich tätigen Hebammen in Deutschland durchgeführt. Die Ergebnisse helfen, die Frage zu beantworten, *welche Einflussfaktoren der arbeitsbezogenen erweiterten digitalen Erreichbarkeit insbesondere zu einer Verringerung des selbst wahrgenommenen Stressempfindens bei freiberuflichen Hebammen in Deutschland beitragen.*

Die nicht experimentelle Studie im Querschnittdesign generierte exakt 2.000 Datensätze zur weiteren Berechnung und Auswertung. Die Ergebnisse zeigen, dass zwischen den Hebammen, die ihren Klientinnen eine erweiterte Erreichbarkeit anbieten, und denen, die ihre Erreichbarkeitszeiten eingrenzen, signifikante Unterschiede hinsichtlich der über den standardisierten und validierten PSQ20-Fragebogen selbstberichteten Stresswahrnehmung vorliegen. Mit 82,3 % liegt die Verbreitung einer arbeitsbezogenen erweiterten Erreichbarkeit bei mehr als vier von fünf Hebammen vor. Dies zeigt die hohe Gefahr von Folgeerkrankungen für die Berufsgruppe.

Zusammenhangsmaße entsprechend den Skalenniveaus weisen zur Beantwortung der Forschungsfrage signifikante Zusammenhänge zwischen dem selbst wahrgenommenen Stressempfinden und Einflussfaktoren aus den Ressourcenkategorien nach, u. a. der eigenen Erwartungshaltung und der Erwartungshaltung Dritter, der Wertschätzung durch die betreuten Familien, der wöchentlichen Arbeitszeit, der Kontakthäufigkeit und der

Entlohnung. Mithilfe der gefundenen Zusammenhänge lassen sich verhaltensorientierte und zielgruppenspezifische Präventionsmaßnahmen aus bestehender Literatur ableiten. Da das selbst wahrgenommene Stressempfinden von individuellen Bewältigungsressourcen entsprechend dem transaktionalen Stressmodell abhängt, liegt der Fokus auf Maßnahmen der Verhaltensprävention (vgl. Rusch, 2019, S. 66 ff.; Lazarus/Folkmann, 1984, S. 22 ff.). Mithilfe eines Maßnahmenkatalogs, der den Hebammen zur Verfügung gestellt wird, ist jede Hebamme nach einer Schulung und Aufklärung in der Lage, Stressoren zu identifizieren, Prioritäten zu setzen und anhand der Maßnahmen auf die Einflussfaktoren einzuwirken. Mögliche Maßnahmen sind Schulungen, Coaching, die zielgerichtete Nutzung digitaler Hilfsmittel, die Verschriftlichung von Arbeitsbedingungen über einen Behandlungsvertrag oder der Austausch und die Zusammenarbeit mit Kolleginnen/Kollegen, den betroffenen Familien und dem eigenen sozialen Netzwerk. Dies aktiviert individuell vorhandene Ressourcen und baut Stressoren ab, um eine Situation nach dem transaktionalen Stressmodell nicht mehr als Belastung zu bewerten (vgl. Lazarus/Folkmann, 1984, S. 22 ff.; Rusch, 2019 S. 66 ff.). Da das Handeln der Hebammen in staatliche Regelungen eingebettet ist, müssen langfristig Vergütungsanpassungen und Veränderungen der Arbeitsbedingungen initiiert werden (vgl. Schlachter et al., 2018, S. 833 ff.).

Diese Maßnahmen der Verhältnisprävention lassen sich angepasst auf andere Berufsgruppen übertragen. Sofern es sich um eine Angestelltentätigkeit handelt, sind jedoch ergänzend gesetzliche und betriebsbedingte Schutzmaßnahmen notwendig, um nachhaltig zu wirken und das Gefühl einer Erwartungshaltung des Arbeitgebers zu beeinflussen.

Einschränkungen der gefundenen Ergebnisse betreffen das Bias-Risiko durch die Onlinebefragung und das Studiendesign. Diese ermöglichen Zusammenhangsaussagen und keine Aussagen zu Wirkungsrichtungen. Eine Literaturrecherche, der Abgleich der Ergebnisse mit bestehenden Forschungsergebnissen und die modell- und theoriebasierte Fragebogenkonzeption der Erhebung senken das durch das Studiendesign bedingte Risiko. Zur Beantwortung der Forschungsfrage eignen sich Zusammenhangsmaße.

Daher sollte sich zukünftige Forschung auf die Wirkungsrichtung speziell für die Zielgruppe konzentrieren. Untersuchungen zu weiteren Stressoren bei freiberuflich tätigen Hebammen und die Folgen durch Erreichbarkeitsanforderungen unter angestellt arbeitenden Hebammen sind notwendig, um das komplexe Zusammenspiel verschiedener Stressoren auf das selbst wahrgenommene Stressempfinden weiter zu untersuchen. Weitere Forschung ist notwendig, um die Aufrechterhaltung der arbeitsbezogenen erweiterten Erreichbarkeit trotz Selbstgefährdung zu erklären (vgl. Beermann et al., 2017, S. 28). Zudem sind eine internationale Forschung und die Entwicklung standardisierter Fragebögen wünschenswert.

Die Untersuchung zeigt zusammenfassend, dass es verschiedene Einflussfaktoren auf das selbst wahrgenommene Stressempfinden gibt, die durch individuell zusammengestellte Maßnahmen je nach Segmentations- und Integrationswunsch beeinflusst werden können. Ausreichende Erholung, gezielte Gestaltung der Arbeitsbedingungen sowie Förderung und Aktivierung von Ressourcen helfen, die psychische Gesundheit zu verbessern und die Arbeitsfähigkeit zu erhalten (vgl. Dettmers/Bamberg et al., 2016, S. 296 f.).

Anhang A

Abkürzungsverzeichnis

ArbSchG	Arbeitsschutzgesetz
ArbZG	Arbeitszeitgesetz
DALY	Disability-adjusted life years; *zu Deutsch:* verlorene gesunde Lebensjahre
DGUV	Deutsche gesetzliche Unfallversicherung
EuroWHO	World Health Organization Europe; Europäische Weltgesundheitsorganisation
GKV	Gesetzliche Krankenversicherung
HAPA	Health Action Process Approach; *zu Deutsch:* sozial-kognitives Prozessmodell gesundheitlichen Handelns
HebG	Hebammengesetz
IGeL	Individuelle Gesundheitsleistung
IKT	Informations- und Kommunikationstechnologie
PDCA	Plan-Do-Check-Act; *zu Deutsch:* Planen-Umsetzen-Prüfen-Verbessern
ROBINS-I	The Risk of Bias in Non-randomized Studies – of Interventions; *zu Deutsch:* Biasrisiko für nicht randomisierte Interventionsstudien
SGB	Sozialgesetzbuch
STROBE	Strengthening the Reporting of Observational Studies in Epidemiology; *zu Deutsch:* Leitlinien für das Berichten von Beobachtungsstudien
TVöD	Tarifvertrag öffentlicher Dienst

Literaturverzeichnis

Amlinger-Chatterjee, M./Wöhrmann, A. (2017). *Flexible Arbeitszeiten.* Zeitschrift für Arbeitswissenschaft, 71 (1), S. 39–51.

Amstad, F./Meier, L./Fasel, U./Elfering, A. et al. (2011). *A meta-analysis of work-family conflict and various outcomes with a special emphasis on cross-domain versus matching-domain relations.* Journal of Occupational Health Psychology, 16 (2), S. 151–169.

Anagnostopoulos, F./Demerouti, E./Sykioti, P./Niakas, D. et al. (2015). *Factors associated with mental health status of medical residents: A model-guided study.* Journal of Clinical Psychology in Medical Settings, 22 (1), S. 90–109.

AOK Rheinland/Hamburg (2018). *Gesunder Start ins Leben: Schwangerschaft – Geburt – Erstes Lebensjahr. Analysen zur Versorgungssituation im Rheinland und in Hamburg 2018.* Düsseldorf: AOK Rheinland/Hamburg.

Arlinghaus, A./Nachreiner, F. (2014). *Health effects of supplemental work from home in the European Union.* Chronobiology International, 31 (10), S. 1100–1107.

Arlinghaus, A./Nachreiner, F. (2013). *When work calls – Associations between being contacted outside of regular working hours for work-related matters and health.* Chronobiology International, 30 (9), S. 1197–1202.

Ashforth, B./Kreiner, G./Fugate, M. (2000). *All in a day's work: Boundaries and micro role transitions.* The Academy of Management Review, 25 (3), S. 472–491.

Ayerle, G./Mattern, E. (2018). *Erwartungen von Frauen an eine Hebamme.* Die Hebamme, 31 (1), S. 30–36.

Bauer, F. (2018). *Research Report. Zur Regulierung von flexiblen Arbeitszeiten. IAB-Stellungnahme, No. 7/2018.* Nürnberg: Institut für Arbeitsmarkt- und Berufsforschung. https://www.econstor.eu/bitstream/10419/197813/1/1034726420.pdf (04.07.2022).

BDP – Berufsverband Deutscher Psychologinnen und Psychologen/DGPs – Deutsche Gesellschaft für Psychologie (2016). *Berufsethische Richtlinien des Berufsverbandes Deutscher Psychologinnen und Psychologen und der Deutschen Gesellschaft für Psychologie.* https://www.dgps.de/fileadmin/user_upload/PDF/berufsethik-foederation-2016.pdf (07.08.2022).

Beauchamp, T./Childress, J. (2009). *Principles of biomedical ethics.* New York: Oxford University Press.

Becke, G./Pöser, S./Zenz, C. (2021). *Organisationale Resilienz und Gesundheitserhalt in der Corona-Krise.* In: Badura, B./Ducki, A./Schröder, H./Meyer, M. (Hrsg.): Fehlzeiten-Report 2021. Berlin/Heidelberg: Springer, S. 233–246.

Beermann, B./Amlinger-Chatterjee, M./Brenscheidt, F./Gerstenberg, S. et al. (2017). *Orts- und zeitflexibles Arbeiten: Gesundheitliche Chancen und Risiken.* Dortmund: Bundesanstalt für Arbeitsschutz und Arbeitsmedizin.

Behrens, J./Maurer, T./Stender, S. (2021). *Gesundheit in der Arbeitswelt 4.0: Wirkung der zunehmenden Flexibilisierung von Arbeitsort und -zeit sowie der digitalen Kommunikation auf das Wohlbefinden von Beschäftigten.* In: Badura, B./Ducki, A./Schröder, H./Meyer, M. (Hrsg.): Fehlzeiten-Report 2021. Berlin/Heidelberg: Springer, S. 405–418.

Berger, M. (2014). *Bedrohungen für die Gesundheit durch moderne Lebensgestaltung.* Der Neurologe und Psychiater, 15 (1), S. 3–4.

Bernstrom, V./Alves, D./Ellingsen, D./Ingelsrud, M. (2019). *Healthy working time arrangements for healthcare personnel and patients: A systematic literature review.* BMC Health Services Research, 19 (1), S. 1–13.

Bero, L./Chartres, N./Diong, J./Fabbri, A. et al. (2018). *The risk of bias in observational studies of exposures (ROBINS-E) tool: Concerns arising from application to observational studies of exposures.* Systematic Reviews, 7 (1), S. 1–11.

Blum, K./Löffert, S. (2021). *Gibt es einen Hebammenmangel in Deutschland.* Public Health Forum, 29 (2), S. 163–165.

Bitkom (2011). *Netzgesellschaft – Eine repräsentative Untersuchung zur Mediennutzung und dem Informationsverhalten der Gesellschaft in Deutschland.* https://www.bitkom.org/sites/main/files/file/import/BITKOM-Publikation-Netzgesellschaft.pdf (05.07.2022).

BMG - Bundesministerium für Gesundheit (2017). *Nationales Gesundheitsziel – Gesundheit rund um die Geburt.* Berlin: BMG.

Brauner, C./Wöhrmann, A./Michel, A. (2021). *Work availability types and well-being in Germany – A latent class analysis among a nationally representative sample.* Work and Stress, 36 (3), S. 251–273.

Buchwald, P./Hobfoll, S. (2004). *Burnout aus ressourcentheoretischer Perspektive.* Psychologie in Erziehung und Unterricht, 51 (4), S. 247–257.

Buck, M./Böckelmann, I./Lux, A./Thielmann, B. (2019). *Die Rolle von Persönlichkeitsmerkmalen im Umgang mit Arbeitsbelastungen und gesundheitliche Folgen.* Zentralblatt für Arbeitsmedizin, Arbeitsschutz und Ergonomie, 69 (4), S. 191–201.

Buddeberg-Fischer, B./Stamm, M./Buddeberg, C./Klaghofer, R. (2010). *Chronic stress experience in young physicians: Impact of person – and workplace – related factors.* International Archives of Occupational and Environmental Health, 83 (4), S. 373–379.

Bundesregierung (2021). *Mehr Fortschritt wagen. Bündnis für Freiheit, Gerechtigkeit und Nachhaltigkeit – Koalitionsvertrag zwischen SPD, Bündnis 90/Die Grünen und FDP.* https://www.bundesregierung.de/resource/blob/974430/1990812/04221173eef9a6726720cc353d759a2b/2021-12-10-koav2021-data.pdf?download=1 (31.07.2022).

Buyukhatipoglu, H./Kirhan, I./Vural, M./Taskin, A. et al. (2010). *Oxidative stress increased in healthcare workers working 24-hour on-call shifts.* American Journal of the Medical Sciences, 340 (6), S. 462–467.

Cho, S./Kim, S./Chin, S./Ahmad, U. (2020). *Daily effects of continuous ICT demands on work-family conflict: Negative spillover and role conflict.* Stress and Health, 36 (4), S. 533–545.

Clark, S. (2002). *Communicating across the work/home border.* Community, Work & Family, 5 (1), S. 23–48.

Clark, S. (2000). *Work/family border theory: A new theory of work/family balance.* Human Relations, 53 (6), S. 747–770.

Cunha, M./Hernández-Linares, R./De Sousa, M./Clegg, S. et al. (2022). *Evolving conceptions of work-family boundaries: In defense of the family as Stakeholder.* Humanistic Management Journal, 7 (1), S. 55–93.

Costa, G./Sartori, S./Akerstedt, T. (2009). *Influence of flexibility and variability of working hours on health and well-being.* Chronobiology International, 23 (6), S. 1125–1137.

Dahl, C. (2018). *Ein Plädoyer für mehr Selbstfürsorge – Über den präventiven Nutzen der Selbstfürsorge am Beispiel psychosozialer Fachkräfte.* Prävention und Gesundheitsförderung, 13 (2), S. 131–137.

Day, A./Barber, L./Tonet, J. (2019). *Information communication technology and employee well-being: Understanding the „iParadox Triad" at work.* In: Landers, R. (Hrsg.): The Cambridge Handbook of Technology and Employee Behavior. Cambridge: University Press, S. 580–607.

Deci, E./Ryan, R. (2008). *Self-determination theory: A macrotheory of human motivation, development, and health.* Canadian Psychology, 49 (3), S. 182–185.

Demerouti, E./Bakker, A./Nachreiner, F./Schaufeli, W. (2001). *The job demands-resources model of burnout.* Journal of Applied Psychology, 86 (3), S. 499–512.

Demerouti, E./ Nachreiner, F. (2019). *Zum Arbeitsanforderungen-Arbeitsressourcen-Modell von Burnout und Arbeitsengagement – Stand der Forschung.* Zeitschrift für Arbeitswissenschaft, 73 (2), S. 119–130.

Derks, D./Brummelhuis, L./Zecic, D./Bakker, A. (2014). *Switching on and off …: Does smartphone use obstruct the possibility to engage in recovery activities? European Journal of Work and Organizational Psychology, 23 (1), S. 80–90.*

Dettmers, J. (2017a). *How extended work availability affects well-being: The mediating roles of psychological detachment and work-family-conflict.* Work and Stress, 31 (1), S. 24–41.

Dettmers, J. (2017b). *Ständige Erreichbarkeit und erweiterte Verfügbarkeit – Wirkungen und Möglichkeiten einer gesundheitsförderlichen Gestaltung.* In: Knieps, F./Pfaff, H. (Hrsg.): Digitale Arbeit – Digitale Gesundheit. Zahlen, Daten, Fakten. Berlin: Medizinisch wissenschaftliche Verlagsgesellschaft, S. 167–174.

Dettmers, J./Biemelt, J. (2018). *Always available – The role of perceived advantages and legitimacy.* Journal of Managerial Psychology, 33 (7), S. 497–510.

Dettmers, J./Bamberg, E./Seffzek, K. (2016). *Characteristics of extended availability for work: The role of demands and resources.* International Journal of Stress Management, 23 (3), S. 276–297.

Dettmers, J./Vahle-Hinz, T./Bamberg, E./Friedrich, N. et al. (2016). *Extended work availability and its relation with start-of-day mood and cortisol.* Journal of Occupational Health Psychology, 21 (1), S. 105–118.

Dettmers, J./Vahle-Hinz, T./Friedrich, N./Keller, M. et al. (2012). *Entgrenzung der täglichen Arbeitszeit – Beeinträchtigungen durch ständige Erreichbarkeit bei Rufbereitschaft.* In: Badura, B./Ducki, A./Schröder, H./Klose, J. et al. (Hrsg.): Fehlzeiten-Report 2012. Berlin/Heidelberg: Springer, S. 53–60.

Deutscher Bundestag (2019). *Entwurf eines Gesetzes zur Reform der Hebammenausbildung und zur Änderung des Fünften Buches Sozialgesetzbuch (Hebammenreformgesetz – HebRefG).* https://www.bundesgesundheitsministerium.de/fileadmin/Dateien/3_Downloads/Gesetze_und_Verordnungen/GuV/H/Hebammenreformgesetz_Bundestag-040619.pdf (16.07.2022).

DGUV – Deutsche Gesetzliche Unfallversicherung (2020). *Trendsuche der DGUV – Trendbericht für das Jahr 2020.* Berlin: Institut für Arbeitsschutz der deutschen gesetzlichen Unfallversicherung.

DGUV – Deutsche Gesetzliche Unfallversicherung (2013). *Berechnung des internationalen „Return on Prevention" für Unternehmen: Kosten und Nutzen von Investitionen in den betrieblichen Arbeits- und Gesundheitsschutz.* Berlin: Institut für Arbeitsschutz der deutschen gesetzlichen Unfallversicherung.

DHV – Deutscher Hebammenverband (2022a). *Jede Hebamme zählt – 2700 für unsere Kliniken.* https://www.unsere-hebammen.de/hebammentag-2022/ (20.06.2022).

DHV – Deutscher Hebammenverband (2022b). *Landkarte der Unterversorgung. Unterversorgung melden.* https://www.unsere-hebammen.de/aktionen/unterversorgung-melden/#unterversorgung-eintragen (20.06.2022).

DHV – Deutscher Hebammenverband (2022c). *Wie ist die Frau über den Datenschutz per Kommunikationsmedium aufzuklären und wie wird diese Information von der Frau bestätigt.* https://www.hebammenverband.de/corona-alt/ausserklinisch-arbeiten/verguetung/faq-sonderregelungen/ (10.07.2022).

DHV – Deutscher Hebammenverband (2021). *Zahlenspiegel zur Situation der Hebammen 11/2021.* https://www.unsere-hebammen.de/w/files/kampagnenmaterial/202111-zahlenspiegel-zur-situation-der-hebammen.pdf (07.08.2022).

DHV – Deutscher Hebammenverband (2012). *Zusammenfassung und kurze Auswertung des Gutachtens zur Versorgungs- und Vergütungssituation in der außerklinischen Hebammenhilfe, das im Auftrag des Bundesgesundheitsministeriums durch das IGES Institut erstellt wurde.* https://www.parlament-berlin.de/ados/17/GesSoz/vorgang/gs17-0076-v_Dt.%20Hebammenverband.pdf (31.07.2022).

Dick, R. van/Groß, M. (2017). *„You've got M@il" – Was die E-Mail-Flut für Unternehmen bedeutet und wie Mitarbeiter eine produktive E-Mail-Kultur schaffen.* Organisationsentwicklung, 36 (3), S. 72–78.

Diekmann, K./Böckelmann, I./Karlsen, H./Lux, A. et al. (2020). *Effort-Reward imbalance, mental health and burnout in occupational groups that face mental stress.* Journal of Occupational and Environmental Medicine, 62 (10), S. 847–852.

DIN e. V. – Deutsches Institut für Normung e. V. (Hrsg.) (2018). *DIN EN ISO 10075-1:2018-01. Ergonomische Grundlagen bezüglich psychischer Arbeitsbelastung – Teil 1: Allgemeine Aspekte und Konzepte und Begriffe.* Berlin: Beuth.

Dobberstein, E./Magritz, A./Schürmann, S. (2014). *Entwicklung eines Handbuchs zum Umgang mit der ständigen Erreichbarkeit von Mitarbeiterinnen und Mitarbeitern. Forschungsbericht.* Hrsg. durch Prof. Dr. G. Müller-Christ. Bremen: Universität Bremen. https://www.uni-bremen.de/fileadmin/user_upload/fachbereiche/fb7/nm/Dokumente/E_Schriftenreihe_2014_02.pdf (08.07.2022).

Döring, N./Bortz, J. (2016a). *Forschungs- und Wissenschaftsethik.* In: Döring, N./Bortz, J. (Hrsg.): Forschungsmethoden und Evaluation in den Sozial- und Humanwissenschaften. Berlin/Heidelberg: Springer, S. 121–139.

Döring, N./Bortz, J. (2016b). *Datenerhebung.* In: Döring, N./Bortz, J. (Hrsg.): Forschungsmethoden und Evaluation in den Sozial- und Humanwissenschaften. Berlin/Heidelberg: Springer, S. 321–578.

Döring, N./Bortz, J. (2016c). *Untersuchungsdesign.* In: Döring, N./Bortz, J. (Hrsg.): Forschungsmethoden und Evaluation in den Sozial- und Humanwissenschaften. Berlin/Heidelberg: Springer, S. 181–220.

Döring, N./Bortz, J. (2016d). *Operationalisierung.* In: Döring, N./Bortz, J. (Hrsg.): Forschungsmethoden und Evaluation in den Sozial- und Humanwissenschaften. Berlin/Heidelberg: Springer, S. 221–290.

Döring, N./Bortz, J. (2016e). *Datenanalyse.* In: Döring, N./Bortz, J. (Hrsg.): Forschungsmethoden und Evaluation in den Sozial- und Humanwissenschaften. Berlin/Heidelberg: Springer, S. 597–784.

Döring, N./Bortz, J. (2016f). *Bestimmung von Teststärke, Effektgröße und optimalem Stichprobenumfang.* In: Döring, N./Bortz, J. (Hrsg.): Forschungsmethoden und Evaluation in den Sozial- und Humanwissenschaften. Berlin/Heidelberg: Springer, S. 807–866.

Eckstein, P. (2016). *Angewandte Statistik mit SPSS.* 8. Auflage, Wiesbaden: Springer Gabler.

Elm, E. von/Altman, D./Egger, M./Pocock, S. et al. (2008). *Das strengthening the reporting of observational studies in epidemiology (STROBE-) Statement – Leitlinien für das Berichten von Beobachtungsstudien.* Notfall und Rettungsmedizin, 11 (4), S. 260–265.

Ernst, F./Rauchenzauner, M./Zoller, H./Griesmacher, A. et al. (2014). *Effects of 24 h working on-call on psychoneuroendocrine and oculomotor function: A randomized cross-over trial.* Psychoneuroendocrinology, 47 (1), S. 221–231.

EuroWHO – Weltgesundheitsorganisation Europa (2006). *Psychische Gesundheit: Herausforderungen annehmen, Lösungen schaffen.* https://apps.who.int/iris/bitstream/handle/10665/326562/9789289033770-ger.pdf?sequence=3&isAllowed=y (24.05.2023).

Erten, P./Özdemir, O. (2020). *The digital burnout scale development study.* Inonu University Journal of the Faculty of Education, 21 (2), S. 668–683.

Faselt, F./Hoffmann, S. (2010). *Sozial-kognitives Prozessmodell gesundheitlichen Handelns.* In: Hoffmann, S./Müller, S. (Hrsg.): Gesundheitsmarketing: Gesundheitspsychologie und Prävention. Bern: Hans Huber, S. 89–99.

Feuchtl, S./Hartner-Tiefenthaler, M./Koeszegi, S. (2016). *Erreichbarkeit außerhalb der Arbeitszeit: Ergebnisse einer quantitativen Fragebogenstudie in Niederösterreich.* https://publik.tuwien.ac.at/files/publik_257089.pdf (05.07.2022).

Flaherty, S./Delaney, H./Matvienko-Sikar, K./Smith, V. (2022). *Maternity care during COVID-19: A qualitative evidence synthesis of women's and maternity care providers' views and experiences.* BMC Pregnancy and Childbirth, 22 (1), S. 1–32.

Fliege, H./Rose, M./Arck, P./Levenstein, S. et al. (2009). *PSQ. Perceived Stress Questionnaire [Verfahrensdokumentation, PSQ20-Skalenberechnung, PSQ20-Fragebogen Englisch, Deutsch, Deutsch (letzte 2 Jahre), PSQ30-Skalenberechnung, PSQ30-Fragebogen Englisch, Französisch, Deutsch, Italienisch und Spanisch].* Trier: Leibniz-Institut für Psychologie. https://www.testarchiv.eu/de/test/9004426 (24.06.2022).

Gimpel, H./Lanzl, J./Manner-Romberg, T./Nüske, N. (2018). *Digitaler Stress in Deutschland – Eine Befragung von Erwerbstätigen zu Belastung und Beanspruchung durch Arbeit mit digitalen Technologien.* Düsseldorf: Hans Böckler Stiftung.

GKV-Spitzenverband (2023a). *Zahlen, Daten, Fakten zu freiberuflichen Hebammen.* https://www.gkv-spitzenverband.de/media/dokumente/krankenversicherung_1/ambulante_leistungen/hebammen/23-05-24_ZDF_Hebammen.pdf (31.07.2023).

GKV-Spitzenverband (2023b). *Befristete Vereinbarung über im Wege der Videobetreuung erbringbare Leistungen der Hebammenhilfe vom 12.09.2022 (Übergangsvereinbarung Videobetreuung Hebammen).* https://www.gkv-spitzenverband.de/media/dokumente/krankenversicherung_1/ambulante_leistungen/hebammen/22-09-12_Unterschriftenversion_Ubergangsvereinbarung_Videobetreuung_Hebammen.pdf (31.07.2023).

GKV-Spitzenverband (2022). *Befristete Vereinbarung über im Wege der Videobetreuung erbringbare Leistungen der Hebammenhilfe vom 07.06.2022.* https://www.gkv-spitzenverband.de/media/dokumente/krankenversicherung_1/ambulante_leistungen/hebammen/22-06-07_Unterschriftenversion_Videobetreuung_Hebammen_Uebergangsvereinbarung.pdf (10.07.2022).

GKV-Spitzenverband (2018). *Anlage 1.3 Vergütungsverzeichnis zum Vertrag nach § 134a SGB V.* https://www.gkv-spitzenverband.de/media/dokumente/krankenversicherung_1/ambulante_leistungen/hebammen/aktuelle_dokumente/Hebammen_Anlage_1.3_Verguetungsverzeichnis_ab_01.01.19.pdf (10.07.2022).

GKV-Spitzenverband (2017). *Anlage 1.2 Leistungsbeschreibung zum Vertrag über Hebammenhilfe nach § 134a SGB V.* https://www.gkv-spitzenverband.de/media/dokumente/krankenversicherung_1/ambulante_leistungen/hebammen/aktuelle_dokumente/Hebammen_Lesefassung_Leistungsbeschreibung_ab_2018-01-01.pdf (10.07.2022).

GKV-Spitzenverband (2015). *Vertrag über die Versorgung mit Hebammenhilfe nach § 134a SGB V.* https://www.gkv-spitzenverband.de/media/dokumente/krankenversicherung_1/ambulante_leistungen/hebammen/aktuelle_dokumente/1_Vertragstext._Hebammenhilfevertrag_09-2017.pdf (08.08.2022).

Glaser, J./Palm, E. (2016). *Flexible und entgrenzte Arbeit – Segen oder Fluch für die psychische Gesundheit? Wirtschaftspsychologie, 18 (3), S.* 82–99.

Greenhaus, J./Beutell, N. (1985). *Sources of conflict between work and family roles.* Academy of Management Review, 10 (1), S. 76–88.

Greenhaus, J./Powell, G. (2006). *When work and family are allies: A theory of work-family enrichment.* Academy of Management Review, 10 (1), S. 72–92.

Grimmer, A. (2014). *Statistik im Versicherungs- und Finanzwesen – Eine anwendungsorientierte Einführung.* Wiesbaden: Springer Gabler.

Gross, T./Krämer, C. (2018). *Die Auswirkungen mobiler Informations- und Kommunikationstechnologien auf die Work-Life-Balance.* Bamberg: Staatsinstitut für Familienforschung an der Universität Bamberg.

Hammermann, A. (2020). *Erreichbarkeit gestalten: Verfügbar, beschäftigt oder abwesend? IW-Kurzbericht 39/2020.* https://www.iwkoeln.de/fileadmin/user_upload/Studien/Kurzberichte/PDF/2020/IW-Kurzbericht-2020_Erreichbarkeit_Coronakrise.pdf (05.07.2022).

Hartmann, M. (2019). *Hebammenmangel in deutschen Kreißsälen – Doulas füllen die Lücke.* Die Hebamme, 32 (6), S. 44–48.

Hassler, M./Rau, R./Hupfeld, J./Paridon, H. (2016). *IGA-Report 23 – Auswirkungen von ständiger Erreichbarkeit und Präventionsmöglichkeiten Teil 2: Eine wissenschaftliche Untersuchung zu potenziellen Folgen für Erholung und Gesundheit und Gestaltungsvorschläge für Unternehmen.* Berlin: AOK-Bundesverband GbR/BKK Dachverband e.V./Deutsche gesetzliche Unfallversicherung/Verband der Ersatzkassen. https://www.iga-info.de/fileadmin/redakteur/Veroeffentlichungen/iga_Reporte/Dokumente/iga-Report_23_Teil2_Auswirkungen_staendiger_Erreichbarkeit.pdf (20.06.2022).

Hassler, M./Rau, R. (2016). *Ständige Erreichbarkeit: Flexibilisierungsanforderungen oder Flexibilisierungsmöglichkeiten? Wirtschaftspsychologie, 2, S.* 25–34.

Hernández, J./Roßberg, C. (2018). *Work-Life-Balance der Mitarbeitenden stärken – Ein überholtes Konstrukt? In: Bechtel, P./*Friedrich, D./Kerres, A. (Hrsg.): Mitarbeitermotivation ist lernbar. Berlin/Heidelberg: Springer, S. 223–235.

Hoffmann, S./Faselt, F. (2012). *Gesundheitspsychologie: Sozial-kognitive Ansätze zur Erklärung des Gesundheitsverhaltens von Konsumenten.* In: Hoffmann, S./Schwarz, U./Mai, R. (Hrsg.): Angewandtes Gesundheitsmarketing. Wiesbaden: Springer Gabler, S. 32–44.

Huyghebaert-Zouaghi, T./Fouquereau, E./Lahiani, F./Beltou, N. et al. (2018). *Examining the longitudinal effects of workload on ill-being through each dimension of workaholism.* International Journal of Stress Management, 25 (2), S. 114–162.

Huyghebaert-Zouaghi, T./Berjot, S./Gillet, N. (2022). *Benefits of psychological detachment from work in a digital era: How do job stressors and personal strategies interplay with individual vulnerabilities? Scandinavian Journal of Psychology, 63 (4), S.* 346–356.

Jacobi, F./Höfler, M./Strehle, J./Mack, S. et al. (2014). *Psychische Störungen in der Allgemeinbevölkerung – Studie zur Gesundheit Erwachsener in Deutschland und ihr Zusatzmodul psychische Gesundheit (DEGS1-MH).* Nervenarzt, 85 (1), S. 77–87.

Jerg-Bretzke, L./Karremann, M./Beschoner, P./de Gregorio, N. et al. (2021). *„Zur Vereinbarkeit von Beruf und Familie bei Beschäftigten einer Universitätsfrauenklinik" – Auswertung einer systematischen Berufsgruppenübergreifenden Befragung.* Zeitschrift für Geburtshilfe und Neonatologie, 225 (11), S. 111–118.

Jonge, J. De/Bosma, H./Peter, R./Siegrist, J. (2000). *Job strain, effort-reward imbalance and employee well-being: A large-scale cross-sectional study.* Social Science and Medicine, 50 (9), S. 1317–1327.

Kalch, A./Meitz, T. (2019). *Testimonials in der Gesundheitskommunikation.* In: Rossmann, C./Hastall, M. (Hrsg.): Handbuch der Gesundheitskommunikation. Wiesbaden: Springer, S. 471–480.

Karlsen, H./Böckelmann, I./Thielmann, B. (2021). *Subjective and objective demands on different types of differential stress inventory.* International Archives of Occupational and Environmental Health, 94 (5), S. 855–866.

KBV – Kassenärztliche Bundesvereinigung (2022). *Zertifizierte Videodienstanbieter.* https://www.kbv.de/media/sp/liste_zertifizierte-Videodienstanbieter.pdf (05.10.2022).

Keller, M./Bamberg, E./Dettmers, J./Friedrich, N. et al. (2012). *Bei Anruf Arbeit – Ansätze zur Gestaltung von Rufbereitschaft.* Personal Quarterly: Wissenschaftsjournal für die Personalpraxis, 64 (1), S. 30–33.

Kikuchi, Y./Ishii, N./Kodama, H. (2018). *Effects of night-time on-call work on heart rate variability before bed and sleep quality in visiting nurses.* International Archives of Occupational and Environmental Health, 91 (6), S. 695–704.

Klauer, T. (2012). *Coping with stress – Basic concepts and intervention.* Psychotherapeut, 57 (3), S. 263–278.

Kocalevent, R./Hinz, A./ Brähler, E./Klapp, B. (2011). *Regionale und individuelle Faktoren von Stresserleben in Deutschland: Ergebnisse einer repräsentativen Befragung mit dem perceived stress questionnaire (PSQ).* Gesundheitswesen, 73 (12), S. 829–834.

Kondrysova, K./Leugnerova, M./Kratochvil, T. (2022). *Availability expectations and psychological detachment: The role of workrelated smartphone use during non-work hours and segmentation preference.* Journal of Work and Organizational Psychology, Ahead of print, S. 1–10.

Kopfhammer, H. (2012). *Burnout – Illness or symptom.* Der Internist, 53 (11), S. 1276–1288.

Kramer, I./Bödeker, W. (2008). *IGA-Report 16 – Return on Investment im Kontext der betrieblichen Gesundheitsförderung und Prävention: Die Berechnung des prospektiven Return on Investment: Eine Analyse von ökonomischen Modellen.* Berlin: AOK-Bundesverband GbR/BKK Dachverband e.V./Deutsche gesetzliche Unfallversicherung/Verband der Ersatzkassen. https://www.iga-info.de/fileadmin/redakteur/Veroeffentlichungen/iga_Reporte/Dokumente/iga-Report_16_Analyse_ROI-Kalkulatoren.pdf (13.10.2022).

Krankenkasseninfo (o. J.). *Hebammen-Rufbereitschaft.* https://www.krankenkasseninfo.de/test/hebammen-rufbereitschaft (10.07.2022).

Kuhlmei, E. (2020). *Varianzhomogenität: Levene-Test.* In: Kuhlmei, E. (Hrsg.): Lerne mit uns komplexe Statistik! Drei Studis erklären fortgeschrittene statistische Verfahren und ihre SPSS-Anwendungen. Berlin/Heidelberg: Springer, S. 181–190.

Lambert, S. (2009). *Making a difference for hourly employees.* Work-Life Policies, S. 169–195.

Lange, M./Kayser, I. (2022). *The role of self-efficacy, work-related autonomy and work-family conflict on employee's stress level during home-based remote work in Germany.* International Journal of Environmental Research and Public Health, 19 (9), S. 1–16.

Lazarus, R./Folkman, S. (1984). *Stress, appraisal, and coping.* New York: Springer.

Leiner, D. (2019). *Too fast, too straight, too weird: Non-reactive indicators für meaningless data in internet surveys.* Survey Research Methods, 13 (3), S. 229–248.

Levenstein, S./Prantera, C./Varvo, V./Scribano, M. et al. (1993). *Development of the perceived stress questionnaire: A new tool für psychosomatic research.* Journal of Psychosomatic Research, 37 (1), S. 19–32.

Lohmer, M. (2013). *Burn-out im Spannungsfeld von Persönlichkeit und Organisationsstruktur.* Psychotherapeut, 58 (2), S. 117–124.

Matias, M./Ferreira, T./Matos, P. (2022). *„Don't bring work home": How career orientation moderates permeable parenting boundaries in dualearner couples.* Journal of Child and Family Studies, 32 (1), S. 1018-1031.

Mattern, E./Lohmann, S./Ayerle, G. (2017). *Experiences and wishes of women regarding systemic aspects of midwifery care in Germany: A qualitative study with focus groups.* BMC Pregnancy and Childbirth, 17 (1), S. 1–16.

Mattern, J./Haines, R./Schellhammer, S. (2019). *Predicting constant connectivity via one's smartphone – The role of work ethic, expectations and emotional reward.* Conference Paper Fortieth International Conference on Information Systems, München.

Mazmanian, M./Erickson, I. (2014). *The product of availability: Understanding the economic underpinnings of constant connectivity.* Conference Paper of the Conference on Human Factors in Computing Systems, Toronto.

Meijman, T./Mulder, G. (1998). *Psychological aspects of workload.* In: Drenth, P./Thierry, H./de Wolff, C. (Hrsg.): Handbook of Work and Organizational Psychology. Erlbaum: Psychology Press, S. 5–33.

Mellner, C. (2016). *After-hours availability expectations, work-related smartphone use during leisure, and psychological detachment: The moderating role of boundary control.* International Journal of Workplace Health Management, 9 (2), S. 146–164.

Menz, W./Pauls, N./Pangert, B. (2016). *Arbeitsbezogene erweiterte Erreichbarkeit: Ursachen, Umgangsstrategien und Bewertung am Beispiel von IT-Beschäftigten.* Wirtschaftspsychologie, 2, S. 55–66.

Menz, W. (2017). *Erweiterte arbeitsbezogene Erreichbarkeit – Ausprägungen, Belastungen, Handlungsstrategien.* München: Institut für sozialwissenschaftliche Forschung.

Menz, W./Pauls, N./Schlett, C./Pangert, B. (2017). *Arbeitsbezogene erweiterte Erreichbarkeit – Handlungsstrategien von Beschäftigten zwischen Segmentierung und Integration der Lebensbereiche.* Linz: Institut für Sozial- und Wirtschaftswissenschaften.

Merkus, S./Holte, K./Huysmans, M./Mechelen, W. van et al. (2015). *Nonstandard working schedules and health: The systematic search for a comprehensive model.* BMC Public Health, 15 (1), S. 1084–1199.

Metz, A./Rothe, H. (2017). *Screening psychischer Arbeitsbelastung – Ein Verfahren zur Gefährdungsbeurteilung.* Wiesbaden: Springer.

Meyer, M./Wing, L./Schenkel, A./Meschede, M (2021). *Krankheitsbedingte Fehlzeiten in der deutschen Wirtschaft im Jahr 2020.* In: Badura, B./Ducki, A./Schröder, H./ Meyer, M. (Hrsg.): Fehlzeiten-Report 2021. Berlin/Heidelberg: Springer.

Nicol, A./Botterill, J. (2004). *On-call work and health: A review.* Environmental Health, 3 (1), S. 1–7.

Ninaus, K./Diehl, S./Terlutter, R./Chan, K. et al. (2015). *Benefits and stressors – Perceived effects of ICT use on employee health and work stress: An exploratory study from Austria and Hong Kong.* International Journal of Qualitative Studies on Health and Well-Being, 10 (1), S. 1–15.

Nitsch, C./Kinnebrock, S. (2021). *Well-known phenomenon, new setting: Digital stress in times of the COVID-19 pandemic.* Studies in Communication and Media, 10 (4), S. 533–556.

Nitzsche, A./Kowalski, C./Pfaff, H. (2014). *Entgrenzungstendenzen von Erwerbsarbeit und Privatleben – Chance oder Risiko für die Work-Life Balance von Beschäftigten? Gesundheitswesen, 76 (8), S.* A125.

Nöhammer, E./Stichlberger, S. (2019). *Digitalization, innovative work behavior and extended availability.* Journal of Business Economics, 89(8), S. 1191–1214.

Nübling, M./Lincke, H./Schröder, H./Knerr, P. et al. (2015). *Gewünschte und erlebte Arbeitsqualität (Abschlussbericht), Forschungsbericht 456 im Auftrag des Bundesministeriums für Arbeit und Soziales.* Berlin: BMAS.

OECD/European Union (2018). *Health at a Glance: Europe 2018: State of Health in the EU Cycle.* Paris/Brüssel: OECD Publishing.

Ott, I./Widler, J./Knecht, M./Meier, L. (2021). *Always on – Grenzen ziehen zwischen Arbeits- und Privatleben in der digitalisierten Arbeitswelt.* In: Badura, B./Ducki, A./Schröder, H./Meyer, M. (Hrsg.): Fehlzeiten-Report 2021. Berlin/Heidelberg: Springer, S. 217–232.

Pangert, B./Pauls, N. (2014). *Arbeitsbezogene erweiterte Erreichbarkeit – Welche Berufe sind besonders betroffen? Ergebnisbericht.* Freiburg im Breisgau: Albert-Ludwigs-Universität. http://erreichbarkeit.eu/images/ergebnisbericht_iga.pdf (06.07.2022).

Pangert, B./Schüpbach, H. (2016). *Die Auswirkungen arbeitsbezogener erweiterter Erreichbarkeit auf Life-Domain-Balance und Gesundheit.* Dortmund/Berlin/Dresden: Bundesanstalt für Arbeitsschutz und Arbeitsmedizin.

Pangert, B./Pauls, N./Schlett, C./Menz, W. (2017). *Ständige Erreichbarkeit – Ursache, Auswirkungen, Gestaltungsansätze. Ergebnisse aus dem Projekt MASTER – Management ständiger Erreichbarkeit.* http://erreichbarkeit.eu/images/Ergebnisbroschuere_250817.pdf (09.07.2022).

Pauls, N./Pangert, B./Schüpbach, H. (2016). *Arbeitsbezogene erweiterte Erreichbarkeit, Gesundheit und Life-Domain-Balance – Stand der Forschung und Ausblick.* Dortmund: Institut für Arbeitswissenschaft. https://www.baua.de/DE/Angebote/Publikationen/Aufsaetze/artikel986.pdf?_blob=ppublicationFil&v=1 (06.07.2022).

Pedersen, V./Jeppesen, H. (2012). *Contagious flexibility? A study on whether schedule flexibility facilitates work-life enrichment.* Scandinavian Journal of Psychology, 53 (4), S. 347–359.

Pluta, A./Rudawska, A. (2021). *The role of the employees' individual resources in the perception of the work overload.* Journal of Organizational Change Management, 34 (3), S. 590–612.

Raspe, H. (2007). *Individuelle Gesundheitsleistungen in der vertragsärztlichen Versorgung – Eine medizinethische Diskussion.* Ethik in der Medizin, 1 (19), S. 24–38.

Rau, R./Göllner, M. (2019). *Erreichbarkeit gestalten, oder doch besser die Arbeit? Zeitschrift für Arbeits- und Organisationspsychologie, 63(1), S.* 1–14.

Rauchenzauner, M./Ernst, F./Hintringer, F./Ulmer, H. et al. (2009). *Arrhythmias and increased neuro-endocrine stress response during physicians´ night shifts: A randomized cross-over trial.* European Heart Journal, 30 (21), S. 2606–2013.

Reinke, K./Gerlach, G. (2022). *Linking availability expectations, bidirectional boundary management behavior and preferences, and employee well-being: An integrative study approach.* Journal of Business and Psychology, 37 (2), S. 695–715.

Rennert, D./Kliner, K./Richter, M. (2021). *Arbeitsunfähigkeit.* In: Knieps, F./Pfaff, H. (Hrsg.): Krise – Wandel – Aufbruch – Zahlen, Daten, Fakten. Berlin: Medizinische Wissenschaftliche Verlagsgesellschaft, S. 83–170.

Rexroth, M./Sonntag, K./Michel, A. (2014). *Blurred boundaries between life domains – Effects on emotional exhaustion and satisfaction with work-life-balance.* Zeitschrift für Arbeitswissenschaft, 68 (1), S. 35–43.

RKI – Robert Koch-Institut (Hrsg.) (2021). *Psychische Gesundheit in Deutschland – Erkennen, bewerten, handeln. Schwerpunktbericht Teil 1 Erwachsene.* Berlin: Gesundheitsberichterstattung des Bundes.

Rusch, S. (2019). *Stressmanagement – Ein Arbeitsbuch für die Aus-, Fort- und Weiterbildung.* 2. Auflage, Berlin/Heidelberg: Springer.

Saternus, Z. (2019). *User preferences regarding smart assistant for private- and work-related availability: Design science research.* https://www.researchgate.net/profile/Zofia-Saternus/publication/335770241_User_preferences_regarding_smart_assistant_for_private-_and_work-related_availability_design_science_research/links/6164a0a4ae47db4e57cacebf/UsUs-preferences-regarding-smart-assistant-for-private-and-work-related-availability-design-science-research.pdf?origin=publication_detail (09.07.2022).

Schaufeli, W./Taris, T. (2014). *A critical review of the job demands-resources model: Implications for improving work and health.* In: Bauer, G./Hämmig, O. (Hrsg.): Bridging Occupational, Organizational and Public Health. Dodrecht: Springer, S. 43–68.

Schlachter, S./McDowall, A./Cropley, M./Inceoglu, I. (2018). *Voluntary work-related technology use during non-work time: A narrative synthesis of empirical research and research agenda.* International Journal of Management Reviews, 20 (4), S. 825–846.

Schmitt, N./Mattern, E./Cignacco, E./Seliger, G. et al. (2021). *Effects of the Covid-19 pandemic on maternity staff in 2020 – A scoping review.* BMC Health Services Research, 21 (1), S. 1–25.

Schröder-Bäck, P. (2014). *Ethische Prinzipien für die Public-Health-Praxis.* Frankfurt a. M./New York: Campus.

Schulz, A./Laschewski, T./Wirtz, M. (2021). *Arbeitsanforderungen und Arbeitsressourcen als zentrale Merkmale im Tätigkeitsfeld von Hebammen und als Determinanten vorzeitiger Ausstiege aus dem Hebammenberuf.* GMS Zeitschrift für Hebammenwissenschaft, 8 (1), S. 27–34.

Schuss, M./Gross, T. (2019). *Boundary Management: Zwischen Klarer Abgrenzungen und Ad-Hoc-Abwägung.* https://cml.hci.uni-bamberg.de/~gross/publ/mc19_gross_schuss_boundarymanagement.pdf (06.07.2022).

Seiferling, N./Weber, A./Feldmann, E./Sonntag, K. (2017). *Auswirkung arbeitsbezogener erweiterter Erreichbarkeit auf das Wohlbefinden – Erwartung Dritter als Moderator.* Dortmund: Gesellschaft für Arbeitswissenschaft e. V. https://gfa2017.gesellschaft-fuer-arbeitswissenschaft.de/inhalt/A.3.6.pdf (07.07.2022).

Siegrist, J. (1996a). *Adverse health effects of high-effort/lowreward conditions.* Journal of Occupational Health Psychology, 1 (1), S. 27–41.

Siegrist, J. (1996b). *Soziale Krisen und Gesundheit – Eine Theorie der Gesundheitsförderung am Beispiel von Herz-Kreislauf-Risiken im Erwerbsleben.* Göttingen/Bern/Toronto/Seattle: Hogrefe.

SoSci Survey (2022). *Datenschutz in Online-Befragungen.* https://www.soscisurvey.de/de/privacy (07.08.2022).

StBA – Statistisches Bundesamt (2023). *Gesundheitspersonal: Deutschland, Jahre, Einrichtungen, Geschlecht, Berufe im Gesundheitswesen.* https://www-genesis.destatis.de/genesis/online?operation=abruftabelleBearbeiten&levelindex=1&levelid=1690792393791&auswahloperation=abruftabelleAuspraegungAuswaehlen&auswahlverzeichnis=ordnungsstruktur&auswahlziel=werteabruf&code=23621-0002&auswahltext=&werteabruf=Werteabruf#abreadcrumb (31.07.2023).

Stempel, C./Biemelt, J./Dettmers, J. (2022). *Never off duty – The role of supervisors in the relationship between extended availability, subordinate strain and job performance.* Management Revue, 33 (1), S. 42–58.

Sterne, J./Hernán, M./Reeves, B./Savovic, J. et al. (2016). *The risk of bias in non-randomized studies-of interventions (ROBINS-I) assessment tool.* https://www.riskofbias.info/welcome/home/current-version-of-robins-i/robins-i-tool-2016 (28.08.2022).

Sterne, J./Hernán, M./McAleenan, A./Reeves, B. et al. (2022). *Chapter 25: Assessing risk of bias in a non-randomized study.* https://training.cochrane.org/handbook/current/chapter-25#section-25-3 (23.06.2022).

Stiefel, A./Brendel, K./Bauer, N. (Hrsg.) (2020). *Hebammenkunde – Lehrbuch für Schwangerschaft, Geburt, Wochenbett und Beruf.* 6. aktual. und erw. Auflage, Stuttgart: Thieme.

Strobel, H. (2013). *IGA-Report 23. Auswirkungen von ständiger Erreichbarkeit und Präventionsmöglichkeiten. Teil 1: Überblick über den Stand der Wissenschaft und Empfehlungen für einen guten Umgang in der Praxis.* Berlin: AOK-Bundesverband GbR/BKK Dachverband e. V./Deutsche gesetzliche Unfallversicherung/Verband der Ersatzkassen. https://www.iga-info.de/fileadmin/redakteur/Veroeffentlichungen/iga_Reporte/Dokumente/iga-Report_23_Staendige_Erreichbarkeit_Teil1.pdf (22.06.2022).

Taber, K. (2018). *The use of cronbach's alpha when developing and reporting research instruments in science education.* Research in Science Education, 48 (1), S. 1273–1296.

Tedone, A. (2022). *Keeping up with work email after hours and employee wellbeing: Examining relationships during and prior to the COVID-19 pandemic.* Occupational Health Science, 6 (1), S. 51–72.

Thomée, S./Dellve, L./Härenstam, A./Hagberg, M. (2010). *Perceived connections between information and communication technology use and mental symptoms among young adults – A qualitative study.* BMC Public Health, 10 (66), S. 1–14.

Thomée, S./Härenstam, A./Hagberg, M. (2011). *Mobile phone use and stress, sleep disturbances, and symptoms of depression among young adults – A prospective cohort study.* BMC Public Health, 11(66), S. 1–11.

Thompson, R./Payne, S./Alexander, A./Gaskins, V. et al. (2022). *A taxonomy of employee motives for telework.* Occupational Health Science, 6 (2), S. 149–178.

Thörel, E./Pauls, N./Göritz, A. (2020a). *Antezedenzien und Wirkmechanismen arbeitsbezogener erweiterter Erreichbarkeit – Wenn die Arbeitszeit nicht ausreicht.* Gruppe. Interaktion. Organisation. Zeitschrift für Angewandte Organisationspsychologie, 51 (1), S. 37–47.

Thörel, E./Pauls, N./Göritz, A. (2020b). *Are the effects of work-related extended availability the same for everyone? Revista de Psicologia del Trabajo y de las Organizaciones, 36 (2), S.* 147–156.

Ulrich, E. (2020). *Arbeitspsychologie.* 7. Auflage, Zürich: vdf Hochschulverlag AG.

UN – United Nations (2015). *Resolution der Generalversammlung, verabschiedet am 25. September 2015 – Transformation unserer Welt: Die Agenda 2030 für nachhaltige Entwicklung.* https://www.un.org/depts/german/gv-70/band1/ar70001.pdf (20.06.2022).

Vahle-Hinz, T./Bamberg, E. (2009). *Flexibilität und Verfügbarkeit durch Rufbereitschaft – Die Folgen für Gesundheit und Wohlbefinden.* Arbeit: Zeitschrift für Arbeitsforschung, Arbeitsgestaltung und Arbeitspolitik, 18 (4), S. 327–339.

Vahle-Hinz, T./Friedrich, N./Bamberg, E./Keller, M. et al. (2014). *„Jetzt läuft der Motor im Leerlauf" – Gesundheitliche Wirkungen von Arbeit auf Abruf am Beispiel von Rufbereitschaft.* Zeitschrift für Arbeitswissenschaft, 68 (2), S. 112–115.

VBG – Ihre gesetzliche Unfallversicherung (2019). *Erweiterte Erreichbarkeit – Gut gestaltet im Betrieb.* https://www.vbg.de/SharedDocs/Medien-Center/DE/Broschuere/Themen/Gesundheit_im_Betrieb/VBG-Fachwissen_Erreichbarkeit.pdf?__blob=publicationFile&v=5 (24.06.2022).

Velthoven, M. van/Powell, J./Powell, G. (2018). *Problematic smartphone use: Digital approaches to an emerging public health problem.* Digital Health, 4, S. 1–9.

Vieten, L./Wöhrmann, A./Michel, A. (2022). *Boundaryless working hours and recovery in Germany.* International Archives of Occupational and Environmental Health, 95 (1), S. 275–292.

VuMA – Verbrauchs- und Medienanalyse (2022). *Anteil der Smartphonenutzer 2021.* https://touchpoints.vuma.de/ (03.08.2022).

Wegge, J./Vogt, J./Wecking, C. (2007). *Customer-induced stress in call centre work: A comparison of audio- and videoconference.* Journal of Occupational and Organizational Psychology, 80 (4), S. 693–712.

WHO – World Health Organization (1997). *Jakarta declaration on leading health promotion into the 21st century.* https://www.who.int/teams/health-promotion/enhanced-wellbeing/fourth-conference/jakarta-declaration (13.10.2022).

Wirtz, A./Nachreiner, F. (2010). *The effects of extended working hours on health and social well-being – A comparative analysis of four independent samples.* Chronobiology International, 27 (5), S. 1124–1134.

Wöhrmann, A./Gerstenberg, S./Hünefeld, L./Pundt, F. et al. (2016). *Arbeitszeitreport Deutschland 2016.* Dortmund: Bundesanstalt für Arbeitsschutz und Arbeitsmedizin.

Yu, S. (2014). *Work-life balance – Work intensification and job insecurity as job stressors.* Labour and Industry, 24 (3), S. 203–216.

Zimmermann, G. (2003). *Karrierecoaching im Spannungsfeld zwischen beruflichem Ehrgeiz und Privatleben.* Organisationsberatung, Supervision, Coaching, 10 (3), S. 264–268.

Zhou, N./Lu, H. (2018). *A review and comparison of midwifery management and education in five representative countries.* International Journal of Nursing Sciences, 5 (1), S. 10–14.

Zweifel, P./Manning, W. (2000). *Moral hazard and consumer incentives in health care.* In: Culyer, A./Newhouse, J. (Hrsg.): Handbook of Health Economics. Amsterdam: Elsevier, S. 409–459.

Glossar für statistische Fachbegriffe

Bias	(zu Deutsch: Verzerrung) systematischer Fehler in der Planung, Durchführung oder Analyse einer Studie
Chi-Quadrat-Test	statistisches Testverfahren, das Aussagen über Unterschiede zwischen zwei kategorialen Variablen trifft
Cramer's V	Zusammenhangsmaß zwischen zwei oder mehreren nominalskalierten Variablen, bei dem mindestens eine Variable mehr als zwei Kategorien umfasst
Cronbach's Alpha	beurteilt die interne Konsistenz bzw. den Grad der Reliabilität einer Studie
Cut-off-Wert	Grenzwert in einem Testverfahren; ermöglicht die einfache Interpretation eines Ergebniswerts
Eta	asymmetrisches Zusammenhangsmaß, das darstellt, inwieweit die Variation einer metrischen Variablen durch eine nominale Variable erklärt wird
Kurtosis	beschreibt, wie steil oder flach der Verlauf einer Kurve ist
Levene-Test	statistisches Testverfahren, das die Gleichheit der Varianzen von Stichproben überprüft
Mann-Whitney-U-Test	statistisches Testverfahren, das prüft, ob es einen signifikanten Unterschied zwischen zwei unabhängigen Stichproben gibt; wird verwendet, wenn die Voraussetzungen für den t-Test nicht erfüllt sind
Median	Mitte der Datenreihe
Mittelwert	durchschnittlicher Wert einer Datenreihe; Summe aller Werte geteilt durch ihre Anzahl
Modus	am häufigsten vorkommender Wert einer Datenreihe
Pearson-Koeffizient	Zusammenhangsmaß zwischen zwei metrischen (normalverteilten) Variablen
p-Wert	gibt die Wahrscheinlichkeit an, dass das beobachtete Test- bzw. Studienergebnis auf Zufall beruht
Q-Q-Plot	Quantile-Quantile-Plot; vergleicht die Quantile der Verteilungen zweier quantitativer Variablen grafisch miteinander
Reliabilität	Gütekriterium quantitativer Forschung; misst Zuverlässigkeit, Genauigkeit und Stabilität einer Studie
Schiefe	gibt an, ob der Verlauf einer Kurve symmetrisch ist
Spearman-Rang-Korrelationskoeffizient	Zusammenhangsmaß zwischen zwei ordinalskalierten Variablen oder nicht normal verteilten Intervallskalen

Standardabweichung	durchschnittliche Abweichung vom Mittelwert
t-Test	statistisches Testverfahren für den Vergleich von Mittelwerten; prüft, ob zwischen den Mittelwerten zweier Strichproben ein signifikanter Unterschied besteht
Validität	Gütekriterium qualitativer und quantitativer Forschung; misst die Gültigkeit einer Studie
Varianz	Summe der quadrierten Abweichungen der einzelnen Messwerte von ihrem Mittelwert geteilt durch die Anzahl der Messwerte

Rechtsquellenverzeichnis

ArbSchG	Arbeitsschutzgesetz vom 07.08.1996 (BGBl. I S. 1246), das zuletzt durch Artikel 2 des Gesetzes vom 31.05.2023 (BGBl. 2023 I Nr. 140) geändert worden ist
ArbZG	Arbeitszeitgesetz vom 06.06.1994 (BGBl. I S. 1170, 1171), das zuletzt durch Artikel 6 des Gesetzes vom 22.12.2020 (BGBl. I S. 3334) geändert worden ist
HebG	Hebammengesetz vom 22.11.2019 (BGBl. I S. 1759), das durch Artikel 10 des Gesetzes vom 24.02.2021 (BGBl. I S. 274) geändert worden ist
SGB V	Das Fünfte Buch Sozialgesetzbuch - Gesetzliche Krankenversicherung - (Artikel 1 des Gesetzes vom 20.12.1988, BGBl. I S. 2477, 2482), das zuletzt durch Artikel 9 des Gesetzes vom 16.08.2023 (BGBl. 2023 I Nr. 217) geändert worden ist
TVöD	Tarifvertrag für den öffentlichen Dienst vom 13.09.2005, zuletzt geändert durch Änderungstarifvertrag Nr. 20 vom 14.07.2022

Abbildungsverzeichnis

Tabellenverzeichnis

Sachwortverzeichnis

Anhang B

Ethische Bewertung der Untersuchung und Datenschutzbestimmungen

Jedes Forschungsvorhaben am und mit Menschen muss vor Beginn ethisch und rechtlich abgesichert sein, selbst wenn die Wissenschaft und Lehre entsprechend Art. Abs. 3 GG frei sind. Die Orientierung an den geltenden gesetzlichen Regelungen und den Standards der Wissenschafts- und Forschungsethik verhindert Eingriffe in die Persönlichkeitsrechte (vgl. Döring/Bortz, 2016a, S. 122). Die vorliegende Untersuchung orientiert sich grundlegend an Art. 1 GG, nach dem die Würde des Menschen unantastbar ist. Zum Schutz der Menschenwürde greifen für die vorliegende Untersuchung die im Folgenden vorgestellten Maßnahmen.

Die Forschungsethik untersucht die Auswirkungen der Datenerhebung und Datenanalyse für die betroffene Population. Diese richtet sich nach den vier Prinzipien Autonomie, Nichtschaden, Wohltun und Gerechtigkeit (vgl. Beauchamp/Childress, 2009, S. 13) und ergänzen die für Public-Health-Untersuchungen relevanten Prinzipien der Gemeinwohlorientierung, Effizienz und Verhältnismäßigkeit (vgl. Schröder-Bäck, 2014, S. 241 ff.).

Nach diesen Prinzipien ist die Teilnahme an der Untersuchung für alle beteiligten Probanden freiwillig. Eine Teilnahme erfolgt nach Aufklärung über den Zweck der Datenerhebung, die Datennutzung und die untersuchungsdurchführende Person als informierte Entscheidungsfindung. Zu diesem Zweck ist dem Fragebogen ein Anschreiben mit den genannten Inhalten vorgeschaltet. Eine Beendigung der Befragung kann jederzeit ohne Angabe von Gründen erfolgen. Weitere im Anschreiben enthaltene Informationen, die eine informierte Einwilligung ermöglichen, sind die durchschnittliche Dauer der Erhebung, der vertrauliche Umgang mit den erhobenen Daten, die Anonymität der Teilnehmenden und die angesprochene Zielgruppe (vgl. Döring/Bortz, 2016a, S. 124; BDP/DGPs, 2016, S. 7 ff.).

Trotz einer möglichen Steigerung der Rücklaufquoten durch die Nutzung von angemessenen und legitimen Incentives verzichtet die vorliegende Studie auf deren Einsatz, da diese die freiwillige Teilnahme und die Motivation zur Teilnahme verändern und die Ergebnisse verzerren können. Da aufgrund der hohen Anzahl an Zielpersonen und der fehlenden technischen Voraussetzung kein individueller Link zum Fragebogen versendet werden kann, steigern Incentives in diesem Fall das Risiko für Mehrfachbeantwortungen (vgl. Döring/Bortz, 2016a, S. 127; Döring/Bortz, 2016b, S. 416).

Da durch die Untersuchung keine erhöhte gesundheitliche Gefahr ausgeht, ist eine Aufklärung zum Schutz der Probanden nicht notwendig. Die Vorteile des Erkenntnisgewinns und die abgeleiteten Handlungsempfehlungen für die Zielgruppe überwiegen mögliche Risiken. Durch die zehnminütige digitale Befragung ist kein erhöhtes Risiko wie Suchtentstehung und Teledruck aufgrund der vermehrten Nutzung von digitalen Kommunikationsmedien zu erwarten.

Die Vertraulichkeit und den Schutz der erhobenen Daten sichert die Verwendung der zur Erhebungserstellung genutzten Plattform SoSci Survey. Diese garantiert durch verschiedene Mechanismen, wie eine sichere Infrastruktur und die Vermeidung von IP-Adressensammlungen, den Schutz der erhobenen Daten und den Schutz personenbezogener Daten nach den gesetzlichen Vorschriften der DSGVO und des Bundesdatenschutzgesetzes und gewährleisten die Anonymität der erhobenen Daten. Zudem schützt dieses Unternehmen die Daten vor unberechtigten Zugriffen (vgl. SoSci Survey, 2022). Die Konzeption des Fragebogens schließt Fragen aus, die Rückschlüsse von Antworten auf einzelne Untersuchungsteilnehmende ermöglichen. Hebammen sind zum größten Teil weiblichen Geschlechts. Im klinischen Bereich arbeiten deutschlandweit 2019 nur 52 männliche Hebammen (vgl. DHV, 2021, S. 1). Obwohl für die Freiberuflichkeit keine Zahlen vorliegen, verzichtet die Umfrage zum Schutz vor Rückschlüssen auf einzelne Teilnehmende auf die Abfrage des Geschlechts.

Da aus den erhobenen Daten Handlungsempfehlungen für die befragte Zielgruppe abgeleitet werden, die einer verbesserten Gesundheit dienen, entspricht die Untersuchung dem ethischen Prinzip der Gemeinwohlorientierung. Das Ziel der Forschungsarbeit ist es, Handlungsempfehlungen zu entwickeln, um die Arbeitsbelastungen der Hebammen zu reduzieren. Damit ist die wissenschaftliche Relevanz für die definierte Zielgruppe begründet. Die Datenerhebung als quantitative Fragebogenerhebung ist zur Beantwortung der Forschungsfrage effizient und verhältnismäßig, da sie auf verifizierten theoretischen Modellen basiert und für den einzelnen Teilnehmenden mit einer Bearbeitungsdauer von zehn Minuten zur Beantwortung des Fragebogens geeignet ist. Das Studiendesign entspricht einer nicht experimentellen Studie im Querschnittdesign, da eine Zuordnung zu Untersuchungsgruppen in randomisierten Studiendesigns weder praktisch machbar noch für die betroffenen betreuten Familien der Probanden ethisch vertretbar ist.

Neben den genannten forschungsethischen Ausführungsbestimmungen berücksichtigt die Studie wissenschaftsethische Regelungen. Diese schützen die wissenschaftliche Praxis von der Datenanalyse bis zu deren Veröffentlichung (vgl. Döring/Bortz, 2016a, S. 132). Die vorliegende Studie entspricht akzeptierten und aktuell gültigen wissenschaftlichen Regelungen. Laut „state of the art" obliegt die Studie den wissenschaftlichen Gütekriterien Objektivität, Reliabilität und Validität. Neben einer theoriegestützten Fragebogenkonzeption und der Verwendung der validierten PSQ20-Skala sichert ein Pre-Test die Datenerhebung. Die Auswertung erfolgt anhand der im Methodenteil vorab schriftlich definierten Kennzahlen, um eine Verzerrung der Daten zu vermeiden. Notwendige Anpassungen werden begründet und kenntlich gemacht. Zur Sicherstellung der Dokumentation der Ergebnisse im Ergebnisteil orientiert sich die Analyse der Limitationen an den Vorgaben des ROBINS-I-Tools (vgl. Sterne et al., 2022).

Die beschriebenen Maßnahmen dienen dem Schutz personenbezogener Daten entsprechend der DSGVO und dem Bundesdatenschutzgesetz. Daneben schränkt die Studie keine weiteren Rechte der Zielgruppe ein.

Anhang C

Zugrunde liegende Theorien und Modelle für die Begründung der Indikatorauswahl bei der Fragebogenkonzeption

Indikator	Auswahlbegründung
Arbeitshandy	– Objektressource (Theorie der Ressourcenerhaltung) – Arbeitsanforderung (vgl. Schulz et al., 2021, S. 5 auf Grundlage des Job-Demands-Resources-Modells) (Coping-Strategie) – Boundary Theory (vgl. Pederson/Jeppesen, 2012, S. 347 ff.) – organisatorische Rahmenbedingung (Teledruck) (vgl. Dettmers, 2017b, S. 170)
Behandlungsverträge mit Erreichbarkeitszeiten	– Objektressource (Theorie der Ressourcenerhaltung) – Arbeitsanforderung (vgl. Schulz et al., 2021, S. 5 auf Grundlage des Job-Demands-Resources-Modells) (Coping-Strategie) – Boundary Theory (vgl. Pederson/Jeppesen, 2012, S. 347 ff.) – organisatorische, unterstützende Faktoren (Autonomie) (vgl. Dettmers, 2017b, S. 170)
Form des Kontakts	– Objektressource (Theorie der Ressourcenerhaltung) – Arbeitsanforderung (vgl. Schulz et al., 2021, S. 5 auf Grundlage des Job-Demands-Resources-Modells (Coping-Strategie) – organisatorische, unterstützende Faktoren (Autonomie) (vgl. Dettmers, 2017b, S. 170)
Verantwortungsbewusstsein, soziale Verantwortung	– personale Ressource (Theorie der Ressourcenerhaltung) – IKT-Modell (Rollenkonflikte, Frustration) – Arbeitsanforderung (Verantwortung) (vgl. Schulz et al., 2021, S. 5 auf Grundlage des Job-Demands-Resources-Modells) – Boundary Theory (vgl. Pederson/Jeppesen, 2012, S. 347 ff.) – personelle Risikofaktoren (Inneres Leistungsskript) (vgl. Dettmers, 2017b, S. 170) – Erreichbarkeitserwartungen (vgl. Arlinghaus/Nachreiner, 2014, S. 1100 ff.)
Wertschätzung für Erreichbarkeit	– personale Ressource (Theorie der Ressourcenerhaltung) – protektiver Faktor (vgl. Hartmann, 2019, S. 44 ff.) – Arbeitsanforderung (vgl. Schulz et al., 2021, S. 5 auf Grundlage des Job-Demands-Resources-Modells) (Ressource Belohnung) – organisatorische, unterstützende Faktoren (Wertschätzung) (vgl. Dettmers, 2017b, S. 170)

Indikator	Auswahlbegründung
Selbstwirksamkeitserwartung	– personale Ressource (Theorie der Ressourcenerhaltung) – Arbeitsanforderung (vgl. Schulz et al., 2021, S. 5 auf Grundlage des Job-Demands-Resources-Modells) – protektiver Faktor – personelle Ressource (Selbstwirksamkeitserwartung) (vgl. Dettmers, 2017b, S. 170)
Sicherheit im Umgang mit digitalen Medien	– personale Ressource (Theorie der Ressourcenerhaltung) – IKT-Modell (Nutzerprobleme, Qualitätsmängel) – organisatorische, unterstützende Faktoren (Situationskontrolle) (vgl. Dettmers, 2017b, S. 170)
Kontaktpersonen	– Bedingungsressourcen (Theorie der Ressourcenerhaltung) – Arbeitsanforderung (vgl. Schulz et al., 2021, S. 5 auf Grundlage des Job-Demands-Resources-Modells) (emotionale Belastung; anspruchsvolle Kunden) – Boundary Theory (vgl. Pederson/Jeppesen, 2012, S. 347 ff.) – organisatorische Rahmenbedingungen (Verfügbarkeitserwartungen) (vgl. Dettmers, 2017b, S. 170)
Alter	– Bedingungsressourcen (Theorie der Ressourcenerhaltung) – soziodemografische Daten – Beeinflussung Belastungswahrnehmung (vgl Pluta/Rudawska, 2021, S. 590 ff.)
Arbeit Land/Stadt	– Bedingungsressourcen (Theorie der Ressourcenerhaltung) – soziodemografische Daten
Art der Tätigkeitsorganisation	– Bedingungsressourcen (Theorie der Ressourcenerhaltung) – IKT-Modell (Zeitdruck, Rollenkonflikte) – Arbeitsanforderung (vgl. Schulz et al., 2021, S. 5 auf Grundlage des Job-Demands-Resources-Modells) (Ressource; Unterstützung) – organisatorische, unterstützende Faktoren (Autonomie, Situationskontrolle, soziale Unterstützung) (vgl. Dettmers, 2017b, S. 170)
Sonstige Anstellung	– Bedingungsressourcen (Theorie der Ressourcenerhaltung) – IKT-Modell (Zeitmangel, Zeitdruck, Mangel an Schlaf) – Arbeitsanforderung nach (vgl. Schulz et al., 2021, S. 5 auf Grundlage des Job-Demands-Resources-Modells) (emotionale Belastung; Zeitmangel, Verantwortung) – organisatorische Risikofaktoren (Zeitmangel, Leistungsdruck) (vgl. Dettmers, 2017b, S. 170)

Indikator	Auswahlbegründung
Leistungsportfolio	– Bedingungsressourcen (Theorie der Ressourcenerhaltung) – IKT-Modell (mentale Überlastung, Zeitmangel) – Arbeitsanforderung (vgl. Schulz et al., 2021, S. 5 auf Grundlage des Job-Demands-Resources-Modells) (emotionale Belastung; Zeitmangel, Rollenkonflikte) – organisatorische Risikofaktoren (Zeitmangel, Leistungsdruck) (vgl. Dettmers, 2017b, S. 170) – außerklinische Geburtshilfe zur Abgrenzung Rufbereitschaft und erweiterter arbeitsbezogener Erreichbarkeit
Kinder/Familienstand	– Bedingungsressourcen (Theorie der Ressourcenerhaltung) – IKT-Modell (Rollenkonflikte) – soziodemografische Daten – Arbeitsanforderung (vgl. Schulz et al., 2021, S. 5 auf Grundlage des Job-Demands-Resources-Modells) (emotionale Belastung; Rollenkonflikte) – Boundary Theory (vgl. Pederson/Jeppesen, 2012, S. 347 ff.) – organisatorische Risikofaktoren (Life-Domain-Konflikte) (vgl. Dettmers, 2017b, S. 170) – Familienkonflikte (vgl. Amstadt et al., 2011, S. 151 ff.; Matias et al., 2022, S. 1024 ff.)
Feste Erreichbarkeitszeiten	– Bedingungsressourcen (Theorie der Ressourcenerhaltung) – protektiver Faktor – Arbeitsanforderung (vgl. Schulz et al., 2021, S. 5 auf Grundlage des Job-Demands-Resources-Modells) (Ressource; Autonomie) – Boundary Theory (vgl. Pederson/Jeppesen, 2012, S. 347 ff.) – organisatorische Risikofaktoren (Dauer, Ausmaß); unterstützende Faktoren (Steuerbarkeit, individuelle Flexibilitätsgewinne, Situationskontrolle); organisatorische Rahmenbedingungen (Verfügbarkeitserwartung, formelle Regelungen, Legitimität der Verfügbarkeit); personelle Ressourcen (Abgrenzungsfähigkeit) (vgl. Dettmers, 2017b, S. 170)
Dauer der Freiberuflichkeit	– Bedingungsressourcen (Theorie der Ressourcenerhaltung)
Wöchentliche Arbeitszeit	– Bedingungsressourcen (Theorie der Ressourcenerhaltung) – Arbeitsanforderung (vgl. Schulz et al., 2021, S. 5 auf Grundlage des Job-Demands-Resources-Modells) (emotionale Belastung; Beeinträchtigung Privatleben; Zeitmangel) – Boundary Theory (vgl. Pederson/Jeppesen, 2012, S. 347 ff.) – personelle Ressource (Erholungskompetenz); organisatorische Risikofaktoren (Überforderung, Zeitmangel, Leistungsdruck) (vgl. Dettmers, 2017b, S. 170)

Indikator	Auswahlbegründung
Aufsuchende Betreuung im Anschluss	– Bedingungsressourcen (Theorie der Ressourcenerhaltung) – IKT-Modell (Zeitmangel) – Arbeitsanforderung (vgl. Schulz et al., 2021, S. 5 auf Grundlage des Job-Demands-Resources-Modells) (emotionale Belastung; Zeitmangel) – organisatorische Risikofaktoren (Dauer, Ausmaß) (vgl. Dettmers, 2017b, S. 170)
Erreichbarkeitszeiten	– Bedingungsressourcen (Theorie der Ressourcenerhaltung) – IKT-Modell (Schuldgefühle, Rollenkonflikte) – Arbeitsanforderung (vgl. Schulz et al., 2021, S. 5 auf Grundlage des Job-Demands-Resources-Modells) (Ressource; Autonomie) – Boundary Theory (vgl. Pederson/Jeppesen, 2012, S. 347 ff.) – organisatorische Risikofaktoren (Dauer, Ausmaß); unterstützende Faktoren (Steuerbarkeit, individuelle Flexibilitätsgewinne, Situationskontrolle); organisatorische Rahmenbedingungen (Verfügbarkeitserwartung, formelle Regelungen, Legitimität der Verfügbarkeit); personelle Ressourcen (Abgrenzungsfähigkeit) (vgl. Dettmers, 2017b, S. 170)
Bildung	– Bedingungsressourcen (Theorie der Ressourcenerhaltung) – soziodemografische Daten
Häufigkeit der Kontakte	– Bedingungsressourcen (Theorie der Ressourcenerhaltung) – IKT-Modell (Zeitmangel) – Arbeitsanforderung (vgl. Schulz et al., 2021, S. 5 auf Grundlage des Job-Demands-Resources-Modells) (emotionale Belastung; Beeinträchtigung Privatleben) – Häufigkeit der Kontakte korreliert mit Auswirkungen auf die psychische Gesundheit (vgl. Arlinghaus/Nachreiner, 2014, S. 1100 ff.) – Boundary Theory (vgl. Pederson/Jeppesen, 2012, S. 347 ff.) – organisatorische Risikofaktoren (Dauer, Ausmaß) (vgl. Dettmers, 2017b, S. 170)
Bezahlung für Leistung	– Energieressource (Theorie der Ressourcenerhaltung) – IKT-Modell (Frustration) – Arbeitsanforderung (vgl. Schulz et al., 2021, S. 5 auf Grundlage des Job-Demands-Resources-Modells) (Ressource; Belohnung) – organisatorische, unterstützende Faktoren (Wertschätzung); organisatorische Rahmenbedingungen (Legitimität) (vgl. Dettmers, 2017b, S. 170)
Wissen über psychische Belastungen	– Energieressource (Theorie der Ressourcenerhaltung) – protektive Ressource – Arbeitsanforderung (vgl. Schulz et al., 2021, S. 5 auf Grundlage des Job-Demands-Resources-Modells) (personale Ressource; Selbstwirksamkeit) – personelle Ressourcen (Selbstwirksamkeitserwartung) (vgl. Dettmers, 2017b, S. 170)

Anhang D

Fragebogen

Seite 1: Ansprache

Seite 2: Allgemeine Angaben

1. Sind Sie als freiberufliche Hebamme in Deutschland tätig?

   O Ja   O Nein

2. Wie lange sind Sie bereits freiberuflich tätig?

   O 0-2 Jahre   O 3-5 Jahre
   O 6-10 Jahre   O 11-15 Jahre
   O 16-25 Jahre   O 26-35 Jahre
   O 36-45 Jahre   O 46-50 Jahre +

3. Wie alt sind Sie?

   O 18-25   O 26-35
   O 36-45   O 46-55
   O 56-65   O über 65 Jahre

4. Wo sind Sie hauptsächlich freiberuflich tätig?

   O Städtisch   O Ländlich
   O Sonstiges ______________________

5. Was ist Ihr höchster Bildungsabschluss? Bei ausländischen Abschlüssen geben Sie bitte den vergleichbaren Abschluss an.

   O Hauptschulabschluss   O Realschulabschluss
   O Fachhochschulreife   O Abitur
   O Studienabschluss Bachelor   O Studienabschluss Master
   O Promotion   O Sonstiges

6. Wie viel Prozent arbeiten Sie im Schnitt freiberuflich? Rechnen Sie hier auch Zeiten für administrative Arbeiten (z. B. Rechnungserstellung oder Kursplanungen) hinzu.
   - O bis 10 %, also bis 4 Stunden
   - O bis 25 %, also bis 10 Stunden
   - O bis 50 %, also bis 20 Stunden
   - O bis 75 %, also bis 30 Stunden
   - O bis 100 %, also bis 40 Stunden
   - O über 100 %, also mehr als 40 Stunden

7. Welche Leistungen bieten Sie im Rahmen Ihrer freiberuflichen Tätigkeit an? (Mehrfachnennungen möglich)
   - O Betreuung in der Schwangerschaft
   - O Geburtshilfe
   - O Betreuung nach der Geburt
   - O Sonstiges ______________________

8. Gehen Sie neben Ihrer selbstständigen Tätigkeit auch noch einer angestellten Tätigkeit nach?

   O Ja O Nein

9. Wie ist Ihre selbstständige Tätigkeit organisiert?

   O Soloselbstständig O Praxisteam

   O Sonstiges ______________________

Seite 3: Filter bei Praxisteam:

(wird nur angezeigt, wenn Praxisteam in Frage 9 ausgewählt wird)

Werden Erreichbarkeitszeiten innerhalb Ihres Teams untereinander aufgeteilt?

O Ja O Nein

Seite 4: Allgemeine Angaben 2

10. Besitzen Sie ein mobiles Endgerät (z. B. Handy, Smartphone) nur für berufliche Anfragen?
    O Ja O Nein

11. Geben Sie bei den folgenden Fragen an, was für Sie am ehesten zu den Aussagen zutrifft.
    Mir sind stressauslösende Faktoren und die Folgen von Stress bekannt.
    O Trifft überhaupt nicht zu O Trifft eher nicht zu
    O Trifft teils teils zu O Trifft eher zu
    O Trifft völlig zu

12. Ich fühle mich im Umgang mit digitalen Medien sicher.
    O Trifft überhaupt nicht zu O Trifft eher nicht zu
    O Trifft teils teils zu O Trifft eher zu
    O Trifft völlig zu

13. Ich finde, die Krankenkassen bezahlen für Beratungen mittels eines Kommunikationsmediums genug.
    O Trifft überhaupt nicht zu O Trifft eher nicht zu
    O Trifft teils teils zu O Trifft eher zu
    O Trifft völlig zu

Seite 5: Angaben zur Erreichbarkeitsgestaltung

14. Betreute Frauen/Familien erwarten von mir, auch außerhalb der regulären Arbeitszeiten für arbeitsbezogene Fragen erreichbar zu sein.
    O Trifft überhaupt nicht zu O Trifft eher nicht zu
    O Trifft teils teils zu O Trifft eher zu
    O Trifft völlig zu

15. Kolleginnen oder Mitarbeiter erwarten von mir, auch außerhalb der regulären Arbeitszeiten für arbeitsbezogene Dinge erreichbar zu sein.
    - O Trifft überhaupt nicht zu
    - O Trifft eher nicht zu
    - O Trifft teils teils zu
    - O Trifft eher zu
    - O Trifft völlig zu

16. Um meine Arbeit gut erledigen zu können, halte ich es für notwendig, auch außerhalb der regulären Arbeitszeiten für arbeitsbezogene Dinge erreichbar zu sein.
    - O Trifft überhaupt nicht zu
    - O Trifft eher nicht zu
    - O Trifft teils teils zu
    - O Trifft eher zu
    - O Trifft völlig zu

17. Dadurch, dass ich jenseits der regulären Arbeitszeiten erreichbar bin, kann ich meine Arbeitsanforderungen besser mit meinen privaten Pflichten koordinieren. Anweisung: Hierfür könnte ein Grund die gewonnene Flexibilität sein.
    - O Trifft überhaupt nicht zu
    - O Trifft eher nicht zu
    - O Trifft teils teils zu
    - O Trifft eher zu
    - O Trifft völlig zu

18. Ist Ihre Erreichbarkeit für berufliche Belange schriftlich zum Beispiel über einen Behandlungsvertrag geregelt?
    - O Ja
    - O Nein

19. Wann sind Sie in der Regel für berufliche Belange erreichbar? (Mehrfachnennungen möglich)
    - O Unter der Woche (Mo-Fr) in den regulären Arbeitszeiten
    - O Unter der Woche (Mo-Fr) auch außerhalb der regulären Arbeitszeiten
    - O Am Wochenende
    - O An Feiertagen
    - O Im Urlaub
    - O Sonstiges: Bitte angeben ______________________

20. Wie werden Sie für berufliche Fragen außerhalb der regulären Arbeitszeit am häufigsten kontaktiert?
   - O Telefon (z. B. Festnetz, Smartphone)
   - O SMS
   - O E-Mail
   - O soziale Netzwerke (z. B. Instragram, Facebook)
   - O Instantmessanger (z. B. WhatsApp, Signal, Threema)
   - O andere ______________________

21. Ich bin in meiner arbeitsfreien Zeit erreichbar.
   - O Ja
   - O Nein

Seite 6: Filter, falls ja *(wird nur angezeigt, wenn Frage 21 mit ja beantwortet wird = Expositionsgruppe)*

22. Wie häufig werden Sie in einer durchschnittlichen Arbeitswoche außerhalb Ihrer regulären Arbeitszeit für berufliche Belange kontaktiert?
   - O täglich mehrmals
   - O täglich einmal
   - O 3-4-mal pro Woche
   - O 3-4-mal pro Monat
   - O seltener als 3-4-mal pro Monat

23. Warum sind Sie außerhalb der regulären Arbeitszeit erreichbar? (Mehrfachnennungen möglich)
   - O Ich glaube, das wird von mir erwartet (z. B. von betreuten Frauen/Familien)
   - O Es ist mir wichtig, erreichbar zu sein (z. B. besseres Gefühl, wenn ich erreichbar bin)
   - O Weil meine Kolleginnen auch erreichbar sind
   - O Ich möchte den betreuten Frauen/Familien die Sicherheit geben, im Notfall jemanden erreichen zu können
   - O Ich erwarte mir ein besseres Outcome, wenn ich direkt erreichbar bin
   - O Sonstiges, und zwar ______________________

24. Ich finde es gut, dass ich meine Zeit selbstständig planen und einteilen kann.

O Ja O Nein

25. Dass ich auch nach der Arbeitszeit für berufliche Belange erreichbar bin, empfinde ich als belastend.

O Trifft überhaupt nicht zu
O Trifft eher nicht zu
O Trifft teils teils zu
O Trifft eher zu
O Trifft völlig zu

26. Von wem werden Sie in Ihrer arbeitsfreien Zeit zu beruflichen Themen am häufigsten kontaktiert?

O Betreute Frauen
O Angehörige (z. B. Partner, Eltern)
O Kolleginnen
O Andere ______________________

27. Durch arbeitsbedingte Erreichbarkeit werden andere Personen eingeschränkt, das sind (Mehrfachnennungen möglich)

O Partner
O Kinder
O Verwandte
O Pflege-/Betreuungspersonen
O Freunde/Bekannte
O Sonstige ______________________

Filter bei Kindern

Wie viele Kinder haben Sie?

O 1 O 2 O 3
O 4 O 5 O 6 Kinder und mehr

Wie alt sind Ihre Kinder?

____

28. Ist im Rahmen Ihrer Arbeit während der Erreichbarkeit ein Ortswechsel bzw. eine Fahrt zur betreuten Frau/Familie notwendig?

O Nein (trifft nicht zu)
O Mehr nein als ja
O Mehr ja als nein
O Ja (trifft zu)

29. In welchen Situationen empfinden Sie die Erreichbarkeit als Belastung? Bitte kreuzen Sie die jeweiligen Felder an (Mehrfachnennungen möglich)
    - O in meiner Arbeitszeit
    - O in meiner Freizeit während der Woche (nach Feierabend)
    - O in meiner Freizeit am Wochenende
    - O im Urlaub
    - O bei familiären Verpflichtungen (Kinderbetreuung, Hausarbeit)
    - O in meinen Schlaf- und Erholungszeiten
    - O Ich empfinde dies nicht als Belastung
    - O Sonstiges ______________________

30. Die betreuten Frauen/Familien wissen meine Erreichbarkeit zu schätzen.
    - O Trifft überhaupt nicht zu
    - O Trifft eher nicht zu
    - O Trifft teils teils zu
    - O Trifft eher zu
    - O Trifft völlig zu

Seite 6: Filter, falls nein *(wird nur angezeigt, wenn Frage 21 mit nein beantwortet wird = Kontrollgruppe)*

31. Warum sind Sie außerhalb der regulären Arbeitszeit nicht erreichbar? (Mehrfachnennungen möglich)
    - O Ich möchte in meiner Freizeit uneingeschränkt sein.
    - O Es ist mir nicht wichtig, erreichbar zu sein.
    - O Es gibt Alternativen für die Frauen, die sie im Notfall nutzen können (z. B. Klinik oder Ärzte).
    - O Sonstiges, und zwar ______________________

32. Ich finde es gut, dass ich meine Zeit selbstständig planen und einteilen kann.
    - O Ja
    - O Nein

33. Dass ich nach der Arbeitszeit für berufliche Belange nicht erreichbar bin, empfinde ich als beruhigend.
   - O Trifft überhaupt nicht zu
   - O Trifft eher nicht zu
   - O Trifft teils teils zu
   - O Trifft eher zu
   - O Trifft völlig zu

34. Welche anderen Personen möchte ich durch die fehlende arbeitsbedingte Erreichbarkeit schützen (Mehrfachnennungen möglich)
   - O Partner
   - O Kinder
   - O Verwandte
   - O Pflege-/Betreuungspersonen
   - O Freunde/Bekannte
   - O Mich selbst
   - O Sonstige ____________________

35. Die betreuten Frauen/Familien akzeptieren meine fehlende ständige Erreichbarkeit.
   - O Trifft überhaupt nicht zu
   - O Trifft eher nicht zu
   - O Trifft teils teils zu
   - O Trifft eher zu
   - O Trifft völlig zu

Seite 7: Erhebung der psychischen Beanspruchung (PSQ20)

Im Folgenden finden Sie eine Reihe von Feststellungen. Bitte lesen Sie jede durch und wählen Sie aus den vier Antworten diejenige aus, die angibt, wie häufig die Feststellung auf Ihr Leben in den letzten 4 Wochen zutrifft. Kreuzen Sie bitte bei jeder Feststellung das Feld unter der von Ihnen gewählten Antwort an. Es gibt keine richtigen oder falschen Antworten. Überlegen Sie bitte nicht lange und lassen Sie keine Frage aus.

		fast nie	manchmal	häufig	meistens
01. Sie fühlen sich ausgeruht.	PSQ01	1	2	3	4
02. Sie haben das Gefühl, dass zu viele Forderungen an Sie gestellt werden.	PSQ02	1	2	3	4
03. Sie haben zu viel zu tun.	PSQ04	1	2	3	4
04. Sie haben das Gefühl, Dinge zu tun, die Sie wirklich mögen.	PSQ07	1	2	3	4
05. Sie fürchten, Ihre Ziele nicht erreichen zu können.	PSQ09	1	2	3	4
06. Sie fühlen sich ruhig.	PSQ10	1	2	3	4
07. Sie fühlen sich frustriert.	PSQ12	1	2	3	4
08. Sie sind voller Energie.	PSQ13	1	2	3	4
09. Sie fühlen sich angespannt.	PSQ14	1	2	3	4
10. Ihre Probleme scheinen sich aufzutürmen.	PSQ15	1	2	3	4
11. Sie fühlen sich gehetzt.	PSQ16	1	2	3	4
12. Sie fühlen sich sicher und geschützt.	PSQ17	1	2	3	4
13. Sie haben viele Sorgen.	PSQ18	1	2	3	4
14. Sie haben Spaß.	PSQ21	1	2	3	4
15. Sie haben Angst vor der Zukunft.	PSQ22	1	2	3	4
16. Sie sind leichten Herzens.	PSQ25	1	2	3	4
17. Sie fühlen sich mental erschöpft.	PSQ26	1	2	3	4
18. Sie haben Probleme, sich zu entspannen.	PSQ27	1	2	3	4
19. Sie haben genug Zeit für sich.	PSQ29	1	2	3	4
20. Sie fühlen sich unter Termindruck.	PSQ30	1	2	3	4

Anhang E

Deskriptive Auswertung der PSQ20-Erhebung nach Expositions- und Kontrollgruppe

EXPOSITIONSGRUPPE					
	PSQ20 Gesamt	PSQ20 Sorgen	PSQ20 Anspannung	PSQ20 Freude	PSQ20 Anforderung
Gültig	1636	1642	1641	1638	1640
Fehlende Werte	10	4	5	8	6
Mittelwert	42,32	31,09	45,37	60,73	53,47
Median	41,67	26,67	46,67	60	53,33
Standard-abweichung	18,74	20,28	22,81	21,76	21,13
Varianz	351,14	411,2	520,17	473,48	446,35
Spannweite	95	100	100	93,33	100
Minimum	0	0	0	6,67	0
Maximum	95	100	100	100	100
KONTROLLGRUPPE					
	PSQ20 Gesamt	PSQ20 Sorgen	PSQ20 Anspannung	PSQ20 Freude	PSQ20 Anforderung
Gültig	353	354	353	354	354
Fehlende Werte	1	0	1	0	0
Mittelwert	39,86	29,23	43,32	62,43	49,32
Median	38,33	26,67	40	60	46,67
Standard-abweichung	18,53	20,17	21,78	20,96	22,33
Varianz	343,43	406,64	474,27	439,41	498,69
Spannweite	96,67	100	100	93,33	100
Minimum	0	0	0	6,67	0
Maximum	96,67	100	100	100	100

Über die Autorin

Daniela Blick (geb. 1990) absolvierte während einer Ausbildung zur Hebamme ein ausbildungsintegriertes Studium Gesundheit und Pflege mit den Schwerpunkten Hebammenwissenschaften und Pädagogik (B. Sc.) an der katholischen Hochschule in Mainz. Nach dem Studium arbeitete sie zunächst freiberuflich in der Schwangerenvorsorge, Beleggeburtshilfe und Wochenbettbetreuung, bevor sie in die Angestelltentätigkeit wechselte. 2021 nahm sie an der APOLLON Hochschule der Gesundheitswirtschaft ein Studium zur Public Health mit dem Schwerpunkt Prävention und psychische Gesundheit (M. Sc.) auf, um ihre Kompetenzen in der Gesunderhaltung und -förderung von Familien zu verbessern, und beendete dieses 2023. Seit dem Beginn ihres Studiums arbeitet sie als Dozentin für werdende Hebammen in Koblenz. Ihre langjährige Berufserfahrung als Hebamme, die damit verbundenen Probleme hinsichtlich der Arbeitsbedingungen und ihre Vorliebe für Statistik motivierten sie zu der Masterarbeit, in der es um die Identifizierung von Einflussfaktoren zur Beeinflussung der psychischen Gesundheit von freiberuflich tätigen Hebammen in Deutschland geht, die von arbeitsbezogener erweiterter Erreichbarkeit betroffen sind.